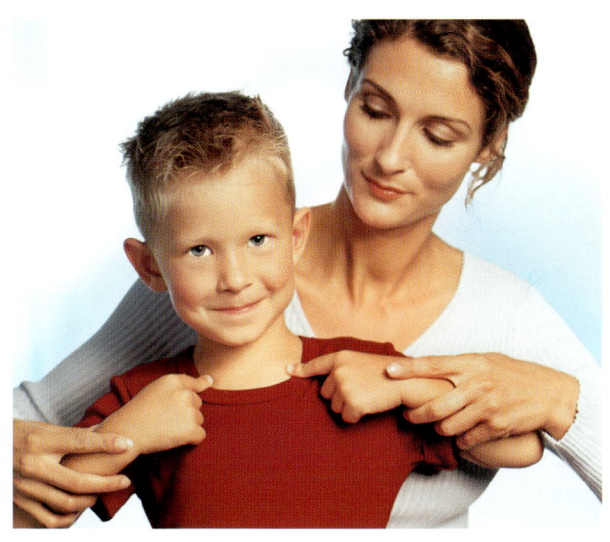

DR. MED. SIEGBERT TEMPELHOF

W0196274

Akupressur
für Kinder

➤ Schnelle Selbsthilfe durch sanften Fingerdruck
➤ Einfach zu erlernen für Eltern und Kinder
➤ Beschwerden einfach und risikolos behandeln

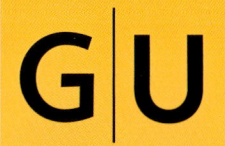

Inhalt

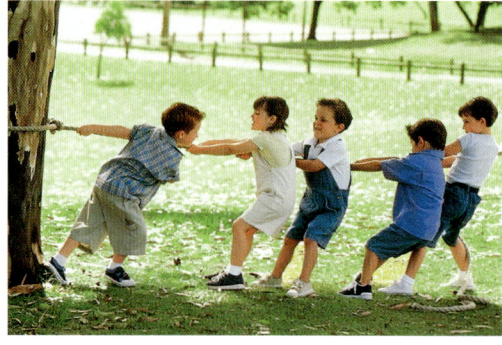

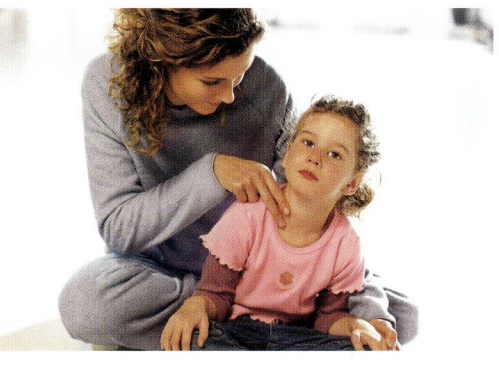

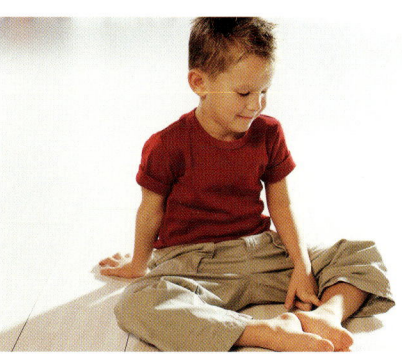

Zum Nachschlagen 124

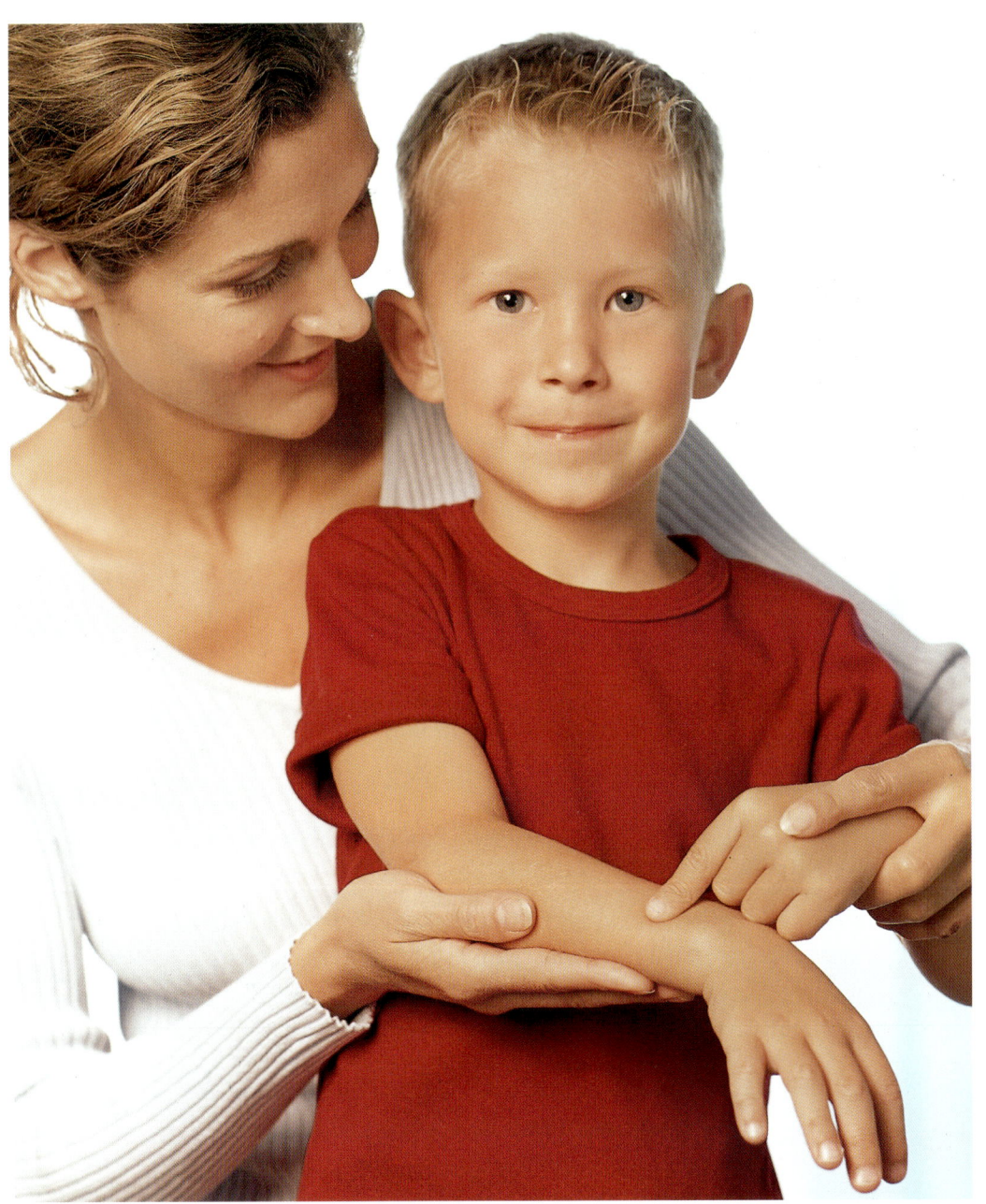

Zwei Worte zuvor

Aus meiner langjährigen Erfahrung heraus weiß ich um die große Effektivität der Akupressur-Anwendung. Während es für Erwachsene eine große Auswahl an Akupressur-Anleitungen gibt, existieren Ratgeber für Kinder kaum. Das ist umso verwunderlicher, als gerade bei Kindern sehr gute Behandlungserfolge erzielt werden können. In der Eigenbehandlung können Kinder schon in sehr jungen Jahren gesundheitsbewusstes Verhalten lernen. Sie erfahren einfache Techniken, mit denen sich Gesundheit aktiv beeinflussen lässt. Das vorliegende Buch beschreibt sehr anschaulich Punktkombinationen für Eltern und Kinder, die einfach anzuwenden sind und sich in der Praxis als sehr wirkungsvoll erwiesen haben.

Thomas Klein, D.O. M.R.O.

»Heilung mit den eigenen Händen« ist das Grundthema des Akupressur-Buches von Herrn Dr. Tempelhof. Damit ist zugleich auch jedem Leser klar, dass er mit seinen eigenen Fingern sehr viel gegen vorhandene Beschwerden erreichen kann. Dabei hat der Anwender eine nebenwirkungsfreie Heilmethode in der Hand – und dies im wörtlichen Sinne. Akupressur und Akupunktur gehören zu den ältesten und am weitesten verbreiteten Behandlungsarten, die nicht nur in China anerkannt und bewährt sind, sondern auch in Europa begeistern.
Damit der Leser die positiven Wirkungen der Akupressur auch empfinden und für sich nutzen kann, bringt das vorliegende Buch klare und leicht verständliche Anweisungen der durchzuführenden Akupressurbewegungen. Die Auswahl der Beschwerdenbilder ist gut gewählt und deckt das breite Spektrum vieler täglicher Beschwerden ab. Rundum ein gelungenes Buch, dem eine große Verbreitung zu wünschen ist.

Prof. Dr. med. Frank R. Bahr
Gast- und Ehrenprofessor der Nanjing Universität
für Traditionelle Chinesische Medizin, VR China,
Präsident der Europäischen Akademie für Akupunktur

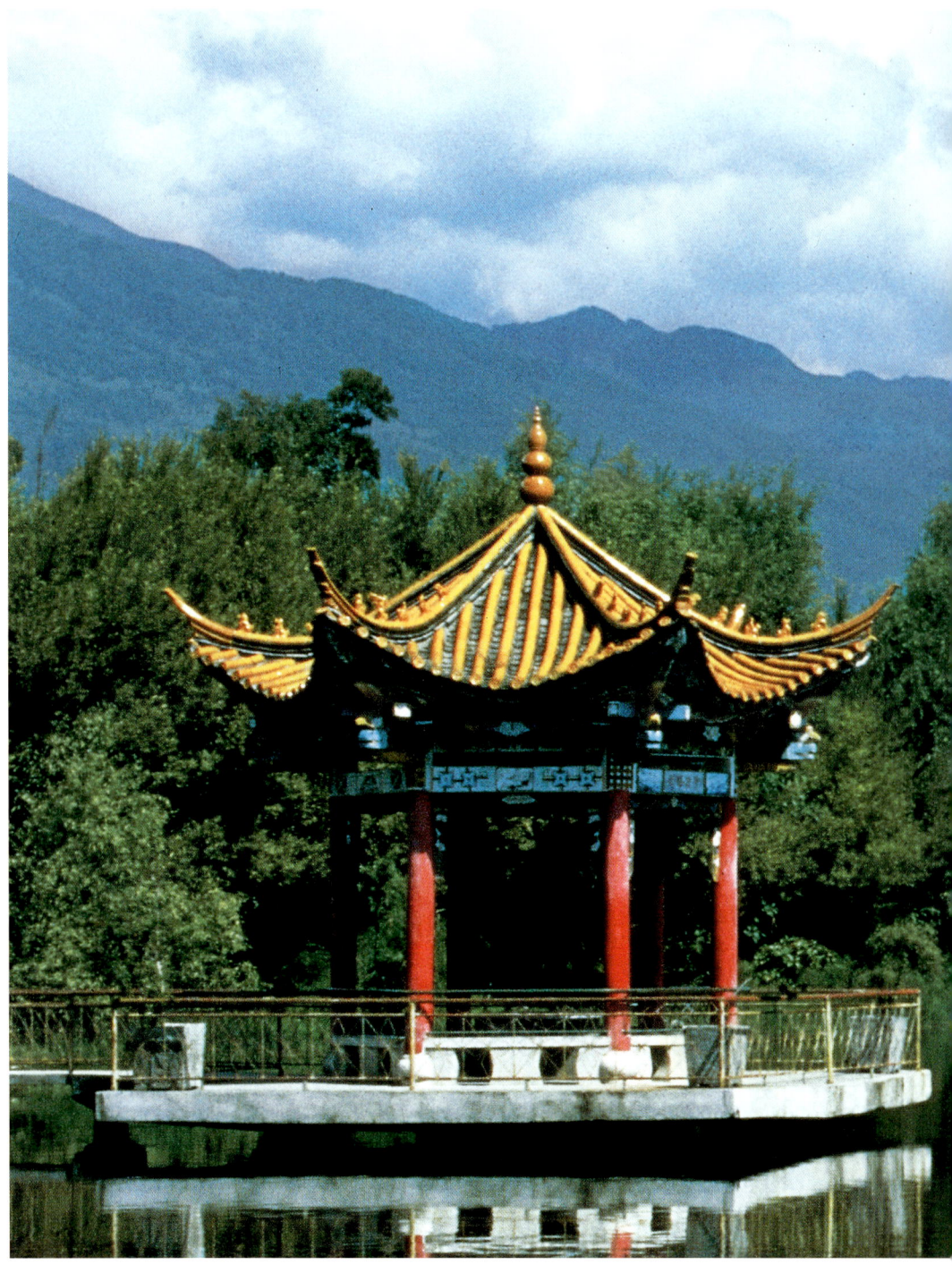

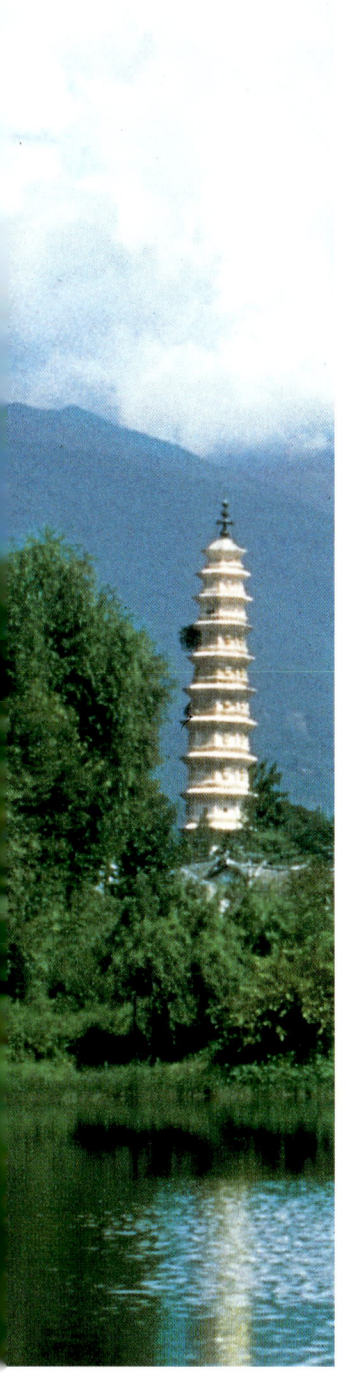

Akupressur – Punkte, die heilen

Die Akupressur, Teil der Traditionellen Chinesischen Medizin, hat eine jahrtausendealte Tradition. Den alten Chinesen zufolge gibt es in der Natur kein Stehenbleiben, sondern alles ist in steter Bewegung. Einzig die Veränderung ist eine Konstante ohne Änderung. Den menschlichen Körper sahen sie als Abbild natürlicher Abläufe in Natur und Kosmos. Er ist von Energiebahnen gleich Flüssen und Strömen durchzogen. Krankheiten können durch fehlgeleitete Energieströme auf Grund innerer oder äußerer Einwirkungen entstehen. Spezielle Punkte können den Energiefluss im Körper positiv beeinflussen und Energien ausbalancieren.

Heilung mit den eigenen Händen

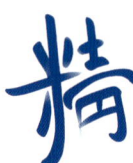

Eine der ältesten Therapieformen der Traditionellen Chinesischen Medizin (TCM) ist die Heilmassage von Körperpunkten (Akupressur). Vor der Entwicklung verfeinerter Behandlungsmethoden wie der Nadelung (Akupunktur) bediente man sich nur der eigenen Hände, um Körperpunkte und Energieleitbahnen (Meridiane, siehe Seite 18) zu beeinflussen. Die Hand ist das wichtigste Werkzeug des Menschen, neben vielen anderen Aufgaben wird sie natürlicherweise auch zur Heilung und Schmerzlinderung eingesetzt. Jeder Mensch versucht instinktiv, Schmerzen durch Drücken oder Reiben zu lindern. Ähnliches kann man auch in der Tierwelt beobachten, wenn Tiere schmerzende Körperstellen an Steinen oder Bäumen reiben.

Wurzeln der Akupressur

Die Akupressur stellt keine Modetherapie dar. Im alten China begann man vor mehr als sechs Jahrtausenden mit der systematischen Suche nach bestimmten Körperpunkten, die durch Druck Krankheitssymptome lindern oder sogar heilen können. Das Wissen wurde über Hunderte von Generationen überliefert und perfektioniert und die Wirksamkeit der Akupressur durch die praktische Anwendung unter Beweis gestellt – lange vor der Entwicklung westlicher Medizinsysteme.

Heilung durch Druck auf bestimmte Körperpunkte

Mit hoher Wahrscheinlichkeit existierten schon Formen der Akupressur, bevor das theoretische Gedankengebäude der TCM überhaupt errichtet wurde. Die ersten Anfänge der chinesischen Medizin reichen 6 000 bis 10 000 Jahre vor Christus zurück.

Mit zunehmender Erfahrung wurden immer mehr Körperpunkte bekannt, deren Bearbeitung heilende Prozesse im Körper auslösten. Im Lauf der Jahrzehnte und Jahrhunderte wurden spezielle Muster zur Behandlung bestimmter Erkrankungen entwickelt.

Zur Reizung der speziellen Körperpunkte setzte man neben den Händen in zunehmendem Maß auch angespitzte Hölzer, Steine und Tierknochen ein. Aus der Stimulation der Körperpunkte mit spitzen Gegenständen entwickelte sich später die Akupunktur, die mit Hilfe von

Akupunkturnadeln tiefere Hautreize setzen kann. Die behandelten Körperpunkte sind sowohl in der Akupressur (mit den Händen durchgeführt) als auch Akupunktur (mit spitzen Nadeln durchgeführt) die gleichen, sie werden heute als Akupunkturpunkte bezeichnet. Den Begriff Akupressurpunkt kann man ebenso verwenden. Der »Akupunkturpunkt« definiert einen bestimmten Körperpunkt als den Ort, der durch eine Hand oder eine Nadel therapiert werden kann und Reaktionen im Körper auslöst. Die kompliziertere Durchführung der Akupunktur erforderte speziell geschulte Mediziner, während große Teile der Akupressur in der Volksmedizin blieben und auch weiterhin von medizinischen Laien durchgeführt werden konnten.

Zhen-Jiu – so heißt Akupunktur auf Chinesisch

In Europa wurde zunächst die Akupunktur populär. Erst nach deren Erfolgen rückte auch die Akupressur in das Interesse der Öffentlichkeit und wurde als eigenständige Therapie eingeführt.

Die Akupunktur dient im Westen überwiegend zur Schmerztherapie.

Die Begriffe Akupunktur und Akupressur

Gegen Ende des 17. Jahrhunderts wurde der Name Akupunktur von Missionaren geprägt, die in China tätig waren. Sie brachten erste Beschreibungen dieser Heilkunst nach Europa. Das komplizierte chinesische Heilwesen wurde auf die Akupunktur, das Stechen von bestimmten Körperpunkten mit speziellen Nadeln, reduziert. Erst sehr viel später (um 1970) begann man sich in den USA und in Europa ernsthaft für die Grundlagen der Traditionellen Chinesischen Medizin zu interessieren.

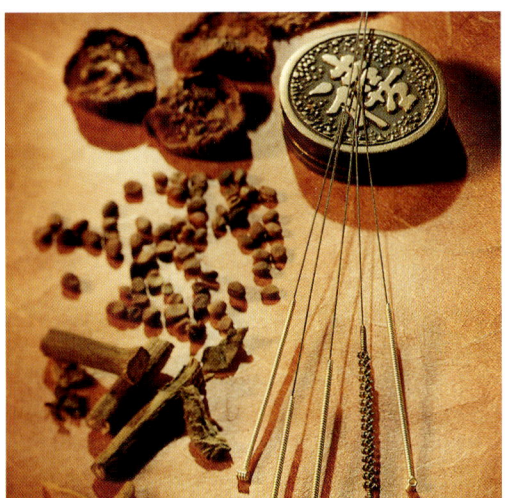

Akupunktur – Nadelung von Körperpunkten

Akupunktur besteht aus den lateinischen Wörtern »acus« (die Nadel, Spitze) und »punctum« (der Punkt). Die wörtliche Übersetzung »Nadelpunkt« bezeichnet die Technik, mit Hilfe einer spitzen Nadel einen bestimmten Körperpunkt zu therapieren.

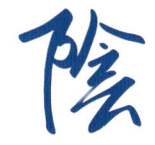

Akupressur – Drücken von Körperpunkten

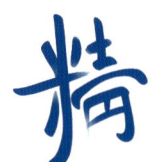

Die Namensgebung der Akupressur erfolgte später als die der Akupunktur. Man versuchte, einen ähnlichen lateinischen Begriff zu finden. Um die nahe Verwandtschaft von Akupunktur und Akupressur zum Ausdruck zu bringen, nahm man Ungenauigkeiten in der Übersetzung in Kauf. Den Wortbestandteil »acus« (die Nadel, Spitze) kennen wir bereits, »pressus« bedeutet der Druck, das Drücken. Eine sinngemäße Übersetzung des Wortes Akupressur wäre »Drücken eines Akupunkturpunktes«.

Nicht nur die Begriffe Akupunktur und Akupressur sind westliche Wortschöpfungen, auch die Durchführung der Akupressur wurde in weiten Teilen westlichen Vorgehensweisen angepasst. Dadurch konnte gerade in den letzten Jahren eine weite Verbreitung in Patientenkreisen erreicht werden.

Akupressur – risikolose Therapie auch für Laien

Eigenschaften der Akupressur

- Die Akupressur hat keine Nebenwirkungen, ist risikolos und schmerzt nicht.
- Sie kann überall und zu jeder Tageszeit eingesetzt werden.
- Man benötigt keine besondere medizinische Ausbildung, keine lange Vorbereitung und keine Eingewöhnungszeit, um die Punkte wirkungsvoll zu therapieren.
- Als Behandler wird man keine unerwünschten Reaktionen hervorrufen. Außer, dass die gewünschte Wirkung nicht eintritt. Meistens wird man über die erzielten Effekte erstaunt sein.

Die Tuina-Therapie

Tuina umfasst viele verschiedene Massageformen und Manipulationstechniken von Akupunkturpunkten, Akupunkturzonen und Energieleitbahnen. Einziges Werkzeug hierfür sind die Hände des Therapeuten. In der alten chinesischen Lehre wurde die Massage der unterschiedlichen Regionen in die beiden Teilbereiche Schieben und Greifen (= tuina) sowie Drücken und Reiben (= anmo) unterteilt, allerdings ohne eine strenge Trennung der beiden Bereiche aufrechtzuerhalten. Heutzutage sind viele verschiedene Fingertechniken bekannt:

Tuina – Massageform von Punkten und Körperzonen

Drücken, Kneten, Reiben, Schieben, Klopfen, Verteilen, Friktionieren, um nur einige wenige zu nennen (siehe Seite 52). Die Punkte können je nach Richtung, Stärke, Tiefe und Technik beruhigt, angeregt oder neutralisiert werden. Der Oberbegriff dieser Techniken lautet Tuina.

Es besteht eine gewisse Nähe zu den manuellen Methoden (lateinisch »manus«: die Hand) der

Die Tuina-Massage ist den Eltern vorbehalten

westlichen Medizin, also Techniken, die mit den Händen ausgeführt werden, wie Osteopathie, Chirotherapie und Chiropraktik, auch wenn die dahinter stehenden theoretischen Gedankengebäude völlig unterschiedlich sind. Tuina entstand aus einfachem Drücken von Körperpunkten und wurde zu einem komplizierten Massagesystem des ganzen Körpers ausgebaut. Diese Therapieform wurde insbesondere für Kinder weiterentwickelt, da sich Erwachsene über lange Epochen auf Grund gesellschaftlicher Tabus nicht entkleideten. Heutzutage existieren verschiedene Tuina-Schulen, die unterschiedliche Techniken zur Behandlung von Kindern und Erwachsenen lehren.

Neben der speziellen Tuina-Therapie, die Spezialisten vorbehalten bleibt, ist in China auch eine einfache Tuina-Therapie (von uns heute im Westen Akupressur genannt) entstanden, die von medizinischen Laien ohne Probleme durchgeführt werden kann.

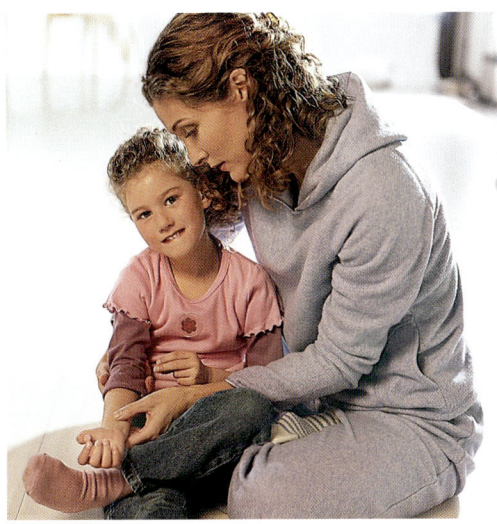

Mit Akupressur können Eltern ihren Kindern schnell helfen.

Behandlung durch die Eltern

Das Behandlungssystem der Akupressur versetzt Eltern in die Lage, ihren Kindern schnell und unmittelbar Hilfestellung zu geben. Eltern pflegen und betreuen ihre Kinder hingebungsvoll, schaffen eine Atmosphäre des Vertrauens und der Geborgenheit. Darüber hinaus können sie bei kranken Kindern mit Hilfe der Akupressur eine aktive Therapiemaßnahme einleiten. Unter Beachtung der Anwendungsmöglichkeiten und Grenzen der Akupressur (siehe Seite 13) lassen sich mit

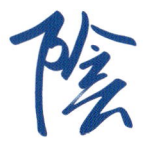

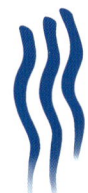

Hilfe der Eltern ausgewählte Krankheiten und Beschwerden wirkungsvoll behandeln. Das elterliche Handanlegen kann eine größere Wirkung entfalten als die Berührung durch einen fremden Therapeuten.

Behandlung durch andere Bezugspersonen

In Kindergärten, Schulen und anderen Einrichtungen, die sich mit
Kindern beschäftigen, kann es sehr sinnvoll sein, eine sofort einsetz-
bare Therapie zur Verfügung zu haben. Ganz besonders gilt das natürlich für Notfälle, mit denen man immer wieder plötzlich konfrontiert
werden kann, wie Kreislaufschock, Erbrechen, Nasenbluten, Atembeschwerden oder Muskelkrämpfe. Die Akupressur stellt hierbei eine
wichtige unterstützende Therapiemaßnahme dar, kann je nach Krankheitsbild aber auch alleinige Hilfe sein oder als sinnvolle Überbrü-
ckung bis zum Eintreffen weiterer Helfer dienen. Natürlich nur unter
der Voraussetzung, dass fachgerechte Erste-Hilfe-Maßnahmen durchgeführt wurden (siehe Seite 116).

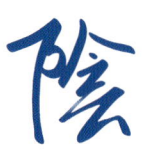

Die Selbsttherapie

Eine der sehr großen Stärken der Akupressur ist, dass man Kindern
schon in sehr jungen Jahren die Behandlung von Körperpunkten bei-

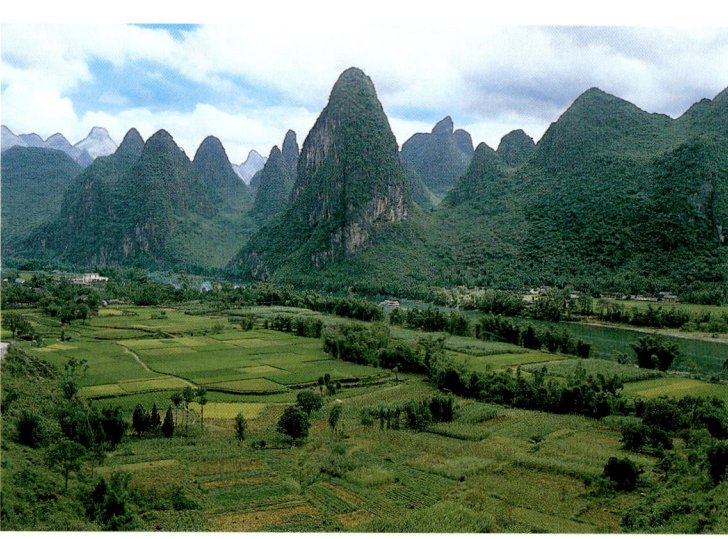

Vorbild
Natur – alles
ist in steter
Bewegung
und ständi-
gem Fluss.

Was die Akupressur leisten kann

Der Akupressur können vielfältige Aufgaben zukommen. Sie kann sowohl von medizinischen Laien als auch von medizinischen Experten eingesetzt werden. Akupressur kann

● Schmerzen, Beschwerden, Funktionsstörungen und Krankheiten beseitigen oder zumindest lindern.
● als Heilsystem, aber auch als Vorbeugemedizin eingesetzt werden.
● einen Körper widerstandsfähiger gegen Krankheiten machen und die allgemeine Leistungsfähigkeit steigern.
● Konzentration, Schlaf und Verdauung verbessern.
● erreichen, dass Körperregionen mit neuer Aufmerksamkeit entdeckt, Körperschichten (Haut, Bindegewebe, Muskeln, Knochen) in ihrer unterschiedlichen Reaktionsfähigkeit wahrgenommen werden.
● als Fremdtherapie, aber auch als sehr wirkungsvolle Eigentherapie angewandt werden.

Grenzen der Akupressur

Akupressur, die Stimulation von Körperpunkten mit den Händen, kann ebenso erfolgreich sein wie die Akupunktur mit Nadeln. Das gilt aber nicht immer:

● In Fällen von schweren oder hartnäckigen Erkrankungen muss eine intensivere Stimulation tieferer Hautschichten mit Hilfe der Nadelakupunktur erfolgen.
● Manche Krankheiten verlangen den Spezialisten, dem es dann vorbehalten ist, unter Hunderten von Punkten die wirksame Kombination herauszufinden.

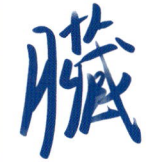

bringen kann. Neben der Selbsttherapie üben die Kinder dadurch spielerisch Gesundheitsverhalten ein und lernen, aktiv für ihre Gesundheit einzutreten. Körperfunktionen werden wahrgenommen, Körperregionen entdeckt. Die Akupressur eignet sich hervorragend zur medizinischen Vorbeugung und Gesundheitsstärkung. Das Abwehrverhalten des Körpers Krankheiten gegenüber wird verbessert, mentale und psychische Fähigkeiten werden gestärkt.

Akupressur –
Teil der Traditionellen
Chinesischen Medizin

Für ein gutes Verständnis und einen leichteren Zugang zur Akupressur ist es dienlich, sich kurz mit den Grundzügen der Traditionellen Chinesischen Medizin (TCM) vertraut zu machen. Dann wird man nicht irgendwelche Punkte drücken, sondern dem Körper aus einem tieferen Verständnis heraus eine regelrechte Therapie zur Harmonisierung von Energieungleichgewichten zukommen lassen.

Bei der Moxibustion werden die Akupunkturpunkte durch Abbrennen einer Moxa-Zigarre nahe an der Haut gereizt.

Die frühesten schriftlichen Aufzeichnungen, die das Wesen der TCM umfassend beschreiben, finden sich im 3. Jahrhundert vor Christus. Das Grundlagenwerk »Innerer Klassiker des Gelben Kaisers« (Huang-ti Nei-ching mit den beiden Teilen Su-wen und Ling-shu) beschreibt in 18 Bänden und 162 Kapiteln die Therapieprinzipien der Traditionellen Chinesischen Medizin. Das Werk behandelt in erfundener Dialogform zwischen dem sagenhaften Gelben Kaiser Huang-ti und seinem Leibarzt Qi Bo die Diagnostik- und Therapiestrategien der chinesischen Medizin, wie Zungen- und Pulsdiagnostik, Akupunktur, Moxibustion, Schröpfbehandlung und Massagetechniken der Akupunkturpunkte. Der Gelbe Kaiser, der um 2 600 vor Christus gelebt hat, wird als einer der Begründer der TCM angesehen. Er soll sich in besonderer Weise für die Gesundheit seines Volkes engagiert und Training für Geist und Körper seiner Untertanen empfohlen haben.

Die Wurzeln der TCM liegen in der Steinzeit

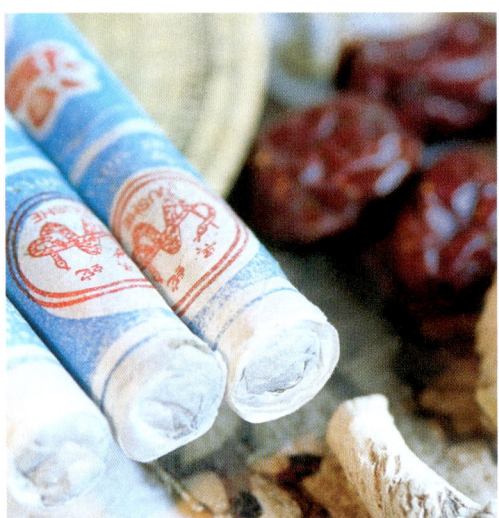

Entwicklung einer eigenen Philosophie

Die eigentlichen Wurzeln der Traditionellen Chinesischen Medizin reichen bis in die Steinzeit zurück. Erste Formen der chinesischen Medizin haben aus Knochenorakeln, Geistheilungen und Ahnen-

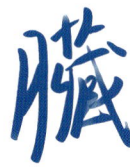

befragungen durch Medizinmänner (Schamanen) bestanden. Hinzu kamen Heilkräuter und mystische Gegenstände.

Erhitzte Tierknochen und Schildkrötenpanzer bildeten um 1000 vor Christus die Basis für ein Orakelbuch, dessen Abfassung einem weiteren legendären Kaiser, Fu-hsi, zugeschrieben wurde. Es handelt sich um das I Ging – das Buch der Wandlungen. Diese aus Strichzeichnungen (Hexagrammen) bestehenden Orakeldeutungen geben die Grundlagen chinesischen Denkens wieder. Die verwendeten 64 Zeichen stehen für einen ständigen Wechsel, fortwährende Bewegung und Veränderung. Der Mensch ist nicht Mittelpunkt, sondern integrativer Teil des kosmischen Geschehens. Die Betrachtungen des I Ging bilden die philosophischen Grundlagen des Taoismus.

Das Tao – die Ur-Philosophie der TCM

Der sagenhafte Begründer des Taoismus war der große chinesische Philosoph Laotse. Das Tao beschreibt die Gesetzmäßigkeit der Natur, das oberste Naturprinzip, dem aller Wandel in der Natur zu Grunde liegt. Das einzig Konstante im Leben ist der stete Wandel. Tao kann man mit »der Sinn«, »der Weg«, »das Eine«, »die Urkraft«, »die Urenergie« übersetzen. Die Urkraft des Tao lässt die beiden Pole Yin und Yang entstehen. Das Tao bringt auch die Lebensenergie Qi hervor.

Die Monade, Sinnbild für das Gegensatzpaar Yin und Yang.

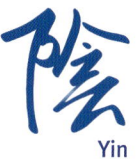

Das Yin- und das Yang-Prinzip

Yin

Mit den Begriffen Yin und Yang wurden im Buch der Wandlungen (I Ging) zunächst die beschattete Nordseite (Yin) und sonnenbeschienene Südseite (Yang) eines Berges bezeichnet. Yin und Yang sollten zwei gegensätzliche Zustandsformen ausdrücken, die ohne den jeweilig anderen Partner nicht existieren können.

Weitere Begriffspaare aus der Natur sind das Nordufer (Yin) und das Südufer (Yang) eines Flusses,

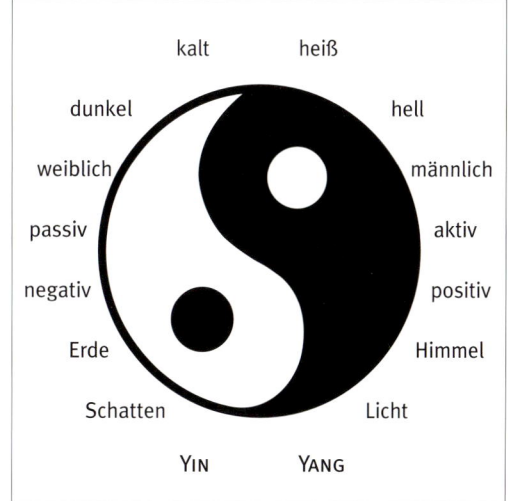

kalt   heiß

dunkel   hell

weiblich   männlich

passiv   aktiv

negativ   positiv

Erde   Himmel

Schatten   Licht

YIN   YANG

die dunkle, Schatten gebende (Yin) und die helle, sonnige (Yang) Jahreszeit, Nacht (Yin) und Tag (Yang), Mond (Yin) und Sonne (Yang). In späteren philosophischen Betrachtungen des Taoismus wurden die Begriffe Yin und Yang auf sämtliche Ebenen des Lebens und Denkens ausgedehnt. Alle abstrakten und realen Zustandsformen, auch den Körper, belegte man mit den beiden Polen Yin und Yang.

Yin- und Yang-Aspekt

Eine Zustandsform ist ohne Existenz der anderen nicht denkbar, beide können nur gemeinsam existieren und gehen auch ineinander über. So bringt der Yin-Aspekt im Moment des größten Yin immer wieder Yang hervor, der Yang-Aspekt immer wieder Yin. Im Yin ist immer Yang enthalten, im Yang immer Yin. So ist der Beginn der Nacht mit überwiegendem Yin und abnehmendem Yang (Tag) gekennzeichnet. In tiefster Nacht (Yin) leitet sich allmählich der Tag wieder ein, Yin (Nacht) nimmt ab, Yang (Tag) nimmt langsam, aber sicher zu.

Alles trägt Yin- und Yang-Anteile in sich. Wasser als Substanz ist beispielsweise Yin. Es kann nachgiebig sein (Yin), aber auch dynamisch, reißend, laut (Yang), warm (Yang) oder kalt (Yin), ruhig (Yin) oder strömend (Yang), salzig (Yin) oder süß (Yang).

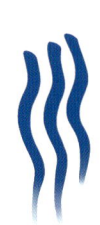

Yang

Für einen störungsfreien Fluss von Qi werden die Heilmittel individuell zusammengestellt.

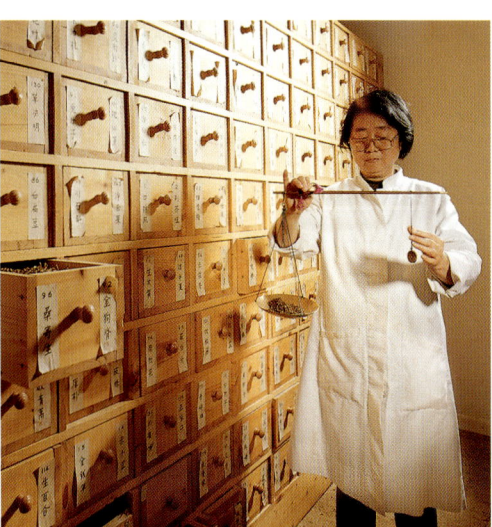

Das chinesische Meridiansystem

Das schon erwähnte Buch »Innerer Klassiker des Gelben Kaisers« beinhaltet auch die theoretischen Grundlagen des Meridiansystems. Neben den medizinischen Ursachen von Krankheit werden auch die Auswirkungen von Umwelt (Natur, Kosmos, Wetter) und sozialen Faktoren (Wohnverhältnissen, Familie, Freunden) auf den menschlichen Körper diskutiert. Der Mensch ist lediglich Bestandteil des kosmischen Geschehens,

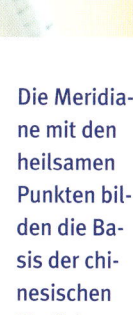

ein Mikrokosmos im Universum, aber nicht der Mittelpunkt allen Lebens. Wie im Kosmos alle Dinge nur zusammen funktionieren, so sind im menschlichen Körper die einzelnen Organe nur funktionsfähig, wenn der Gesamtorganismus intakt ist. Dazu gehören auch geistige und spirituelle Komponenten, die eine harmonische Energieverteilung im Körper bedingen.

Das Meridiansystem ist Dreh- und Angelpunkt der Traditionellen Chinesischen Medizin. Die Meridiane (lateinisch eigentlich circulus meridianus: Mittagslinie) stellen Bahnen durch den Körper dar, in denen die Lebensenergie (chinesisch Qi) fließt und in die einzelnen Körperregionen getragen wird. Im menschlichen Körper kontrolliert, reguliert, balanciert und heilt das Meridiansystem. Krankheit entsteht, wenn es aus seiner Balance gerät und teilweise die Kontrolle über Bereiche der Meridiane verliert. Gesundheit stellt sich wieder ein, wenn die volle Funktion der Meridiane wiederhergestellt wird.

Die TCM – eine ganzheitliche Therapieform

Die Meridiane mit den heilsamen Punkten bilden die Basis der chinesischen Medizin.

Akupressur und das Meridiansystem

Das Meridiansystem bildet die Grundlage der Akupressur. Drücken wir bestimmte Körperpunkte, nehmen wir Einfluss auf das Meridiansystem. Energetische Ungleichgewichte, Fehlverteilungen der Yin- und Yang-Energien können ausgeglichen werden. Ein besseres Verständnis für die Akupressur erhalten Sie durch die Kenntnis der »fünf Grundsubstanzen«, der »Funktionskreisläufe« und der »fünf Wandlungsphasen« (siehe Seite 18). Details sind nicht wichtig, auch brauchen Sie die Kenntnisse nicht zur Durchführung der Akupressur. Es wird Ihnen aber klar, welche Fehlbalancen im menschlichen Körper nach altchinesischer Auffassung vorkommen können. Und Sie verstehen die vielen möglichen Fehlregulationen im Körper, die durch Drücken etwa des Punktes »Magen 36« letztendlich therapiert werden können.

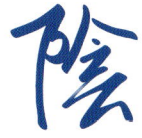

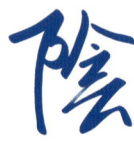

Die Meridiane

Ein Meridian (chinesisch: Jing Luo) ist definiert als eine Art Straße, durch welche die Lebensenergie Qi fließt. Auf dieser Straße sind verschiedene Punkte lokalisiert, die Akupunkturpunkte, über die man Zugang zum Energiefluss hat und die Energieverteilung beeinflussen kann. In korrekter Übersetzung bezeichnen die Akupunkturpunkte keine »Punkte«, sondern »Öffnungen, Löcher, Tunnel«. Der Akupunkturpunkt ist ein Zugangstor zu den Energiebahnen. Es gibt im Körper 26 Hauptmeridiane (siehe Poster):

● zwölf paarige Meridiane, die sich jeweils auf der rechten und linken Körperhälfte befinden,

● zwei Meridiane, die in der Mitte des Körpers verlaufen, einer am Bauch und einer am Rücken.

Daneben gibt es noch eine Vielzahl von kleineren Meridianen, die von den Hauptmeridianen abzweigen. Alle Stellen im Körper, alle Organe und Gewebe sind von einem Meridian durchzogen.

Das Meridiansystem verteilt die Lebensenergie Qi und den Blutfluss und steuert die Funktion der einzelnen Organe. Es sorgt für den Ausgleich von Yin und Yang und balanciert den gesamten Körper mit seiner Vielzahl von Funktionen aus.

Die fünf Grundsubstanzen des Lebens

Die Grundsubstanzen entsprechen nicht westlichen Vorstellungen des menschlichen Körpers und seiner Substanzen. Sie beschreiben symbolisch das Zusammenwirken im Körper. Die gedanklichen Funktionen der Substanzen stehen über ihren rein stofflichen Eigenschaften. Jede Substanz steht im Gleichgewicht mit den Yin- und Yang-Kräften und ist einer Polarität zugeordnet. Ungleichgewichte in der Verteilung können zu Yin- und Yang-Störungen und damit zur Krankheit führen.

Qi – die Lebensenergie

Qi ist stofflich nicht fassbar. Je nach seiner Wirkung, die es auf verschiedene Organe ausübt, wird Qi anders bestimmt. Das Qi spielt in der TCM eine wesentliche Rolle, der Begriff kann eigentlich nicht übersetzt werden. Alles im Kosmos beinhaltet Qi, ob es aus Materie oder Energie, Stofflichem oder Nichtstofflichem zusammengesetzt ist.

Es werden verschiedene Qi-Formen unterschieden: das Qi der Organe, der Leitbahnen, der Nahrung, der Atmung und der Krankheitsabwehr. Das Qi stellt einen Yang-Zustand dar. Qi-Schwäche ist Yin, eine Qi-Überfülle oder -Blockade Yang.

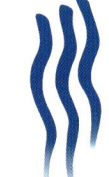

Qi

Xue – das Blut

Der Begriff Xue lässt sich nur unvollkommen mit Blut übersetzen, so fließt Xue sowohl in den Blutgefäßen als auch in den Leitbahnen. Es zirkuliert fortwährend, benetzt alle Organe und aktiviert Sinnesorgane. Xue ist ein Yin-Zustand.

Jing – die Vitalessenz

Zwei Formen des Jing werden unterschieden: das vorgeburtliche Jing, das von beiden Elternteilen vererbt wird, und das nachgeburtliche Jing, das man mit der Nahrung aufnimmt und das dem vorgeburtlichen Jing neue Lebensessenzen hinzufügt.

Erbanlagen und Hormone kommen dem Jing im westlichen Sinn am nächsten. Mit zunehmendem Alter schwindet der Einfluss von Jing, und der Alterungsprozess setzt ein. Die Niere ist das Speicherorgan des Jing. Gegenüber Qi ist Jing Yin, gegenüber Blut Yang. Jing ist bei Kindern für die Entwicklung besonders wichtig.

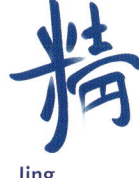

Jing

Shen – der Geist

Das chinesische Konzept des Shen lässt sich am besten mit Bewusstsein, Persönlichkeit, Individualität umschreiben. Auch Intelligenz und Kreativität wird Shen zugeordnet. Shen gehört zu den Yang-Zuständen.

Jin-Je – die Säfte

Mit Jin-Je sind die körpereigenen Sekrete wie Schweiß, Speichel, Tränen, Urin, Verdauungssubstanzen gemeint – bis auf das Blut also alle Körperflüssigkeiten. Die Säfte zählen zu den Yin-Substanzen.

Die Funktionskreisläufe

Zum Meridiansystem gehören die Funktionskreisläufe der Organe. Die alten Chinesen fügten jeweils zwei Funktionskreisläufe (Yin und Yang) zu einem Funktionssystem zusammen. Nehmen wir als Beispiel den Funktionskreislauf Milz, der bei Kindern im offensichtlichen Zusammenhang mit dem Wachstum steht.

Funktions-
kreisläufe –
Verbindung
der Organe
mit den zu-
gehörigen
Meridianen

Die Milz hat im chinesischen Sinn folgende Aufgaben:

● Sie entzieht der Nahrung die wichtigen Nährstoffe und führt sie der Lebensenergie (Qi) und dem Blut (Xue) zu.

● Sie versorgt die Muskulatur und das Bindegewebe mit Energie und Nahrung.

Man darf allerdings nicht den Fehler begehen, die Aufgaben der Milz mit schulmedizinischen Kenntnissen zu vermischen. Das chinesische Organ ist mit seinem Funktionskreislauf eingebettet in eine Gesamtfunktion, die nur in dem logischen Denken der chinesischen Betrachtungsweise funktioniert.

Lehre von den fünf Wandlungsphasen

Die Wandlungsphasen sind historisch jünger (um 300 vor Christus) und wurden erst später mit der Lehre von Yin und Yang vereinigt. Dadurch wurde das Modell der Traditionellen Chinesischen Medizin vollendet. Alle Abläufe im Menschen, in der Natur und im Kosmos konnten mit Hilfe eines alles umfassenden Systems schlüssig erklärt werden. Die Wandlungsphasen bezeichnen die Elemente Holz, Feuer, Erde, Metall und Wasser. Die Elemente sind Symbole für Vorgänge, die in der Natur seit Jahrhunderten beobachtet wurden. Es geht also nicht um die Elemente selbst, sondern um dynamische Vorgänge. Aus Holz entsteht Feuer (Holz brennt), aus Feuer entsteht Erde (die Asche), aus Erde entsteht Metall (gemeint sind Mineralien), aus Metall entsteht Wasser (Quellwasser tritt aus Gesteinen hervor), aus Wasser entsteht Holz (Wachstum durch Wasser). Den Elementen sind die Funktionskreisläufe der Organe zugeordnet.

Die fünf
Elemente
gehen
ineinander
über

Den einzelnen Wandlungsphasen werden weiterhin Farben, Sinnesorgane, Körperschichten, Emotionen und Klimafaktoren zugeordnet (siehe Abbildung Seite 21). Auch diese Zuordnungen sind symbolhaft zu verstehen, komplexe Vorgänge der Natur und des menschlichen Körpers können modellhaft und gut nachvollziehbar dargestellt werden. Die Lehre von den fünf Wandlungsphasen ist ein philosophisches Prinzip, dessen praktische Umsetzung hervorragend funktioniert.

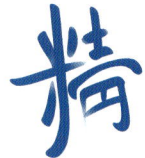

So arbeitet der TCM-Therapeut

Versetzen wir uns kurzfristig in einen TCM-Therapeuten, und legen wir seine Gedankengänge offen, wie er geeignete Punkte zur Akupres-

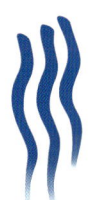

sur-Therapie auswählt. Für die Behandlung der im Buch genannten Beschwerden sind diese theoretischen Gedankengänge ohne Belang, die Punkte im Behandlungsteil ab Seite 63 sind bereits alle ausgewählt.

Beispiel: Akupressur einer Milz-Schwäche

Die Milz gehört zum Element Erde. Sie reguliert die Aufnahme und Verteilung der Nahrung (Sinnesorgan »Mund«) und ist somit im Sinne der chinesischen Medizin das hauptsächliche Verdauungsorgan. Die Milz wandelt die Nahrung in Qi und Blut um. Der Funktionskreislauf Milz nährt das Bindegewebe, die Muskeln, das Blut und transportiert Flüssigkeiten. Er kontrolliert die Bewegungen der vier Extremitäten. Eine Schwäche des Milz-Qi (die Milz hat zu wenig Qi zur ausreichenden Umwandlung der Nahrung zur Verfügung) kann zu Appetitlosigkeit und Bauchschmerzen mit Durchfall führen. Das Bindegewebe kann erschlaffen, Muskulatur schwach werden, Blutarmut auftreten. Bei einem Patienten mit Blutarmut (Anämie) wird der Schulmediziner diese in den Laborwerten feststellen und ihm eventuell Medikamente

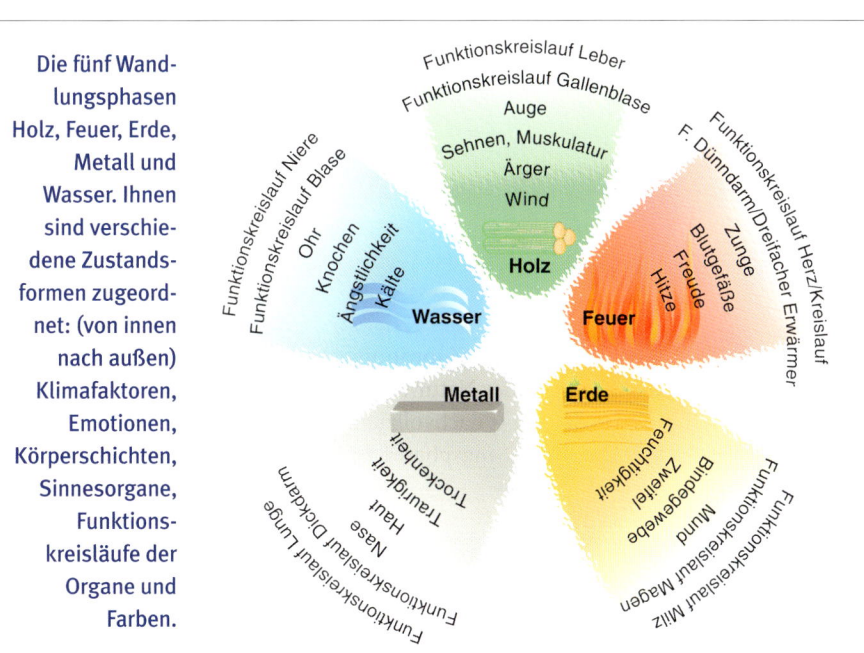

Die fünf Wandlungsphasen Holz, Feuer, Erde, Metall und Wasser. Ihnen sind verschiedene Zustandsformen zugeordnet: (von innen nach außen) Klimafaktoren, Emotionen, Körperschichten, Sinnesorgane, Funktionskreisläufe der Organe und Farben.

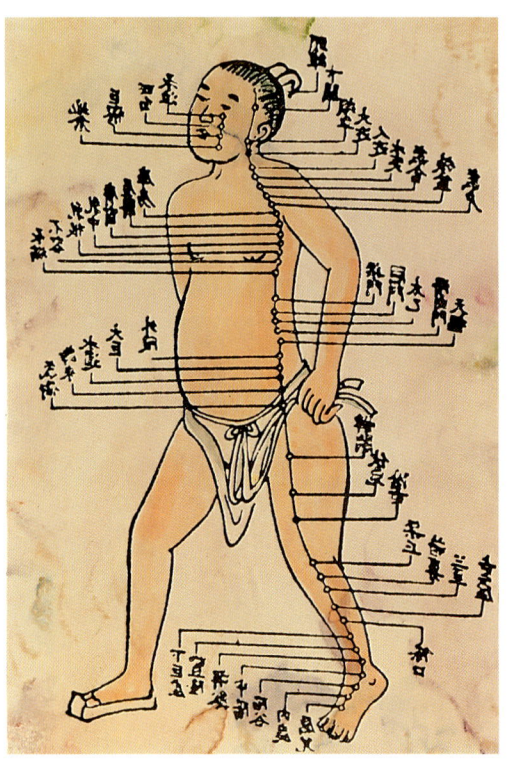

Historische Darstellung des Magenmeridians.

精

verschreiben. Der TCM-Arzt oder -Therapeut wird, um auf der Ebene der Akupressurbehandlung zu bleiben, spezielle Punkte des Milzmeridians oder mit der Milz in Zusammenhang stehende Meridiane behandeln. Dadurch wird das diagnostizierte energetische Ungleichgewicht im Milz-Funktionskreislauf beseitigt und die Blutbildung im Körper angeregt. Nehmen wir beispielhaft noch die emotionale Seite des Milz-Funktionskreislaufes. Sie steht für Nachdenklichkeit, Grübeln, Sorgen, aber auch für Standfestigkeit, Selbstsicherheit und Geborgenheit (Emotion »Zweifel«). Befindet sich die emotionale Seite in Harmonie, äußert sich das durch ein harmonisches Schwingen der Polaritäten, ganz im Sinn der Yin- und Yang-Zustände. Phasen der Nachdenklichkeit sollten mit Phasen der Selbstsicherheit abwechseln. Beide Zustände sollten sich im Gleichgewicht befinden. Ein Zuviel oder Zuwenig des einen oder anderen kann zur Fehlbalance führen. Auch das Verharren in einem Zustand kann Krankheit bedingen. Durch das Drücken spezieller Punkte kann der Körper wieder in den Zustand des harmonischen Wechsels geführt werden. Energieungleichgewichte und Blockaden im Verlauf des Milzmeridians oder seiner Verbindungsmeridiane werden durch die Torfunktion der Akupunkturpunkte beseitigt.

Zum Milz-Funktionskreislauf gehört die Emotion Zweifel

Die Akupunkturpunkte

Auf den 26 Meridianen liegen 361 klassische Akupunkturpunkte. Daneben gibt es noch eine große Anzahl von speziellen Punkten, die innerhalb und außerhalb des Meridiansystems liegen (so genannte

Extrapunkte, Neupunkte, Punkte außerhalb des Meridiansystems). Würde man alle Punkte mitzählen, käme man auf über 2 000.

Die Anzahl der Punkte auf den jeweiligen Meridianen variiert. So weist der Blasenmeridian beispielsweise 67 Punkte auf, der Magenmeridian 45 Punkte, der Lebermeridian 14 Punkte. Einigen Punkten kommt eine besondere Bedeutung zu. Insgesamt kennt man 13 Punktarten, deren Stimulation besondere Wirkungen im Körper hervorruft (einige wichtige Punkte siehe Kasten unten). Die Kenntnis dieser speziellen Punktarten ist nur für den TCM-Arzt oder -Therapeuten erforderlich.

Die TCM arbeitet mit 361 Akupunkturpunkten

Die Mehrfachwirkung der Akupunkturpunkte

Bei verschiedenen Krankheitssymptomen werden Sie immer wieder den gleichen Punkten begegnen. Sie werden sich sicherlich wundern, warum dies bei dieser Menge an Punkten so ist. Es liegt daran, dass viele Punkte sehr unterschiedliche Wirkungen haben können, je nach der zu Grunde liegenden Körperstörung. Auch in der Kombination mit anderen Punkten werden verschiedene Wirkungen hervorgerufen. Einige oft verwendete Punkte (siehe Seite 57 und 58) zeichnen sich durch eine große Wirksamkeit und Breitenwirkung aus. Dem TCM-Arzt oder -Therapeuten bleibt es vorbehalten, weitere für das Krank-

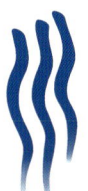

Wichtige Extrapunkte auf den Meridianen

● Anregungspunkt (Tonisierungspunkt): Ist die Organfunktion geschwächt, wird mit seiner Hilfe das Organ gestärkt.
● Beruhigungspunkt (Sedierungspunkt): Bei einer krankhaft gesteigerten Organfunktion wird das betroffene Organ über diesen Punkt beruhigt.
● Harmonisierungspunkt: Er stellt das Gleichgewicht von verschiedenen Organfunktionen wieder her.
● Alarmpunkt: Er reagiert bei einer Organstörung mit gesteigerter Empfindlichkeit. Eine Behandlung des Punktes kann in vielen Fällen zu einer sofortigen Beschwerdenbesserung führen.
● Meisterpunkte: Die acht bekannten Meisterpunkte haben einen starken Einfluss auf Organsysteme wie Leber, Lunge, Magen usw. Die Meisterpunkte konzentrieren in besonderer Weise die Lebensenergie Qi und sind sehr wirkungsvoll.

heitsbild und vor allen Dingen für den Gesamtzustand des Patienten spezifische Punkte auszuwählen.

Unterschiede Selbsttherapie – TCM-Therapie

Wenn Sie sich zu einem TCM-Arzt oder -Therapeuten begeben, wird er unter Umständen ganz andere Punkte behandeln als im Buch angegeben. Wie bereits erwähnt, sucht die chinesische Medizin nach der genauen Ursache der Krankheit und nach dem Zusammenhang, in dem diese mit dem gesamten Energiesystem des Patienten steht. Es kann beispielweise ein Funktionskreislauf ein Zuviel oder Zuwenig an Energie aufweisen, zu viel oder zu wenig Yin oder Yang vorhanden sein oder eine Kälte- oder Hitzekrankheit vorliegen.

Krankheit – Folge des gestörten Energiesystems des Patienten

Nehmen wir das Beispiel Erbrechen, das ein Symptom von verschiedenen Ursachen sein kann. Der TCM-Therapeut wird intensiv nach den Ursachen forschen und zielgerichtet Punkte auswählen. So kann Erbrechen durch eine Kältekrankheit auf Grund eines Energiemangels des Milz- oder Magenfunktionskreislaufes oder durch eine entsprechende Hitzekrankheit hervorgerufen werden oder Folge eines Yin-Mangels der Milz sein. Auch äußere Faktoren, etwa die Nahrung oder klimatische Bedingungen, können Erbrechen auslösen. In der Selbsttherapie hält man sich an überlieferte Schemata für bestimmte Krankheitsbilder, die sich als besonders wirksam erwiesen haben. Die Akupressur kennt eine Reihe effektiver Punkte, die helfen, ungeachtet der zu Grunde liegenden Störung energetische Ungleichgewichte auszugleichen.

Auch Kräuter und Gewürze helfen, die Selbstheilungskräfte zu aktivieren.

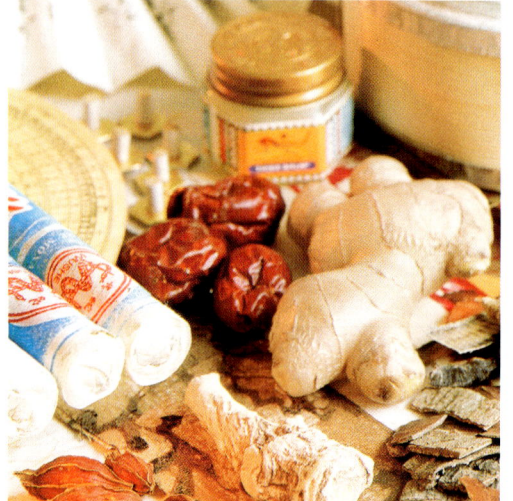

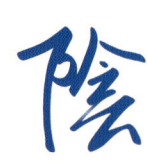

Die Diagnostik in der TCM

Der chinesische Arzt konnte nur mit seinen Sinnen seine Patienten beurteilen. Sehen, Hören, Riechen und Tasten wurden in jahrelangem Training geschult und weiter

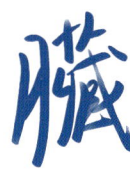

verfeinert. Auch wenn heutzutage moderne Diagnosemöglichkeiten zur Verfügung stehen, werden viele chinesische Ärzte immer noch in der alten Sinneskunde unterrichtet. Auf Grund der überwältigenden technischen Möglichkeiten der westlichen Medizin messen Studenten unseres Kulturkreises der Sinneskunde am Patienten keinen großen Stellenwert zu.

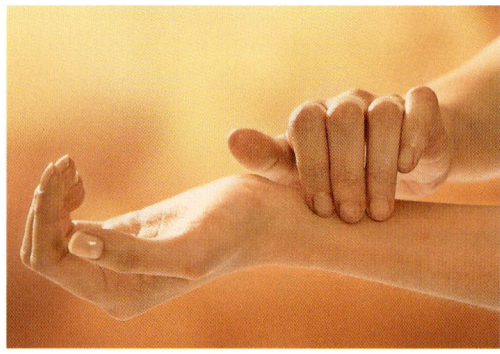

Diagnostische Möglichkeiten des chinesischen Arztes

Die Traditionelle Chinesische Medizin beschreibt fünf verschiedene Verfahren (siehe Kasten Seite 26), um einer Krankheit auf die Spur zu kommen und eine Einteilung in Leitkriterien vorzunehmen. Der chinesische Arzt verwendet hierfür ausschließlich seine speziell geschulten Sinne Sehen, Hören, Riechen und Tasten.

Mit den Sinnen den Patienten beurteilen Techniken wie die Pulsdiagnose, Augen- und Zungendiagnose wurden zu einer hohen Kunstfertigkeit entwickelt, denn in früherer Zeit durfte der chinesische Arzt einen Patienten nur an bestimmten Stellen berühren und ansehen.

Bei der Pulsdiagnose erspürt der TCM-Arzt den energetischen Zustand in den Meridianen.

Die Leitkriterien in der chinesischen Diagnose

Die Krankheitsfindung (Diagnose) in der chinesischen Medizin beruht auf dem Erkennen unterschiedlicher Krankheitszeichen. Diese stützen sich auf bestimmte Leitbefunde, die der in TCM ausgebildete Arzt untersucht. Die Kriterien umfassen acht Punkte, die bestimmte Zustände im Körper beschreiben und sich als vier Begriffspaare wie Pole gegenüberstehen.

● Yin- oder Yang-Erkrankung (zu den Begriffen Yin und Yang siehe Seite 15): Eine Yin-Erkrankung würde sich beispielsweise durch Schwäche, Blässe, flache Atmung zeigen, eine Yang-Erkrankung durch Unruhe, rotes Gesicht, tiefe Atmung.

● Innenseite- oder Außenseite-Erkrankung: Gemeint ist die Lokalisation an der Körperoberfläche oder im Körperinneren, aber auch die Richtung, aus der die Krankheit eingewirkt hat. So kann eine Krank-

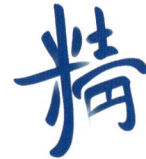

Diagnoseverfahren in der TCM

● Befragung des Patienten: Durch gezielte Fragen wird die Krankengeschichte des Patienten herausgefunden.

● Untersuchung durch Blickdiagnose: Der TCM-Therapeut oder -Arzt betrachtet Haut, Ohren, Augen, Mund und die Bewegungen seines Patienten. Eine besondere Bedeutung kommt in der chinesischen Medizin der Augen- und Zungendiagnose zu.

● Untersuchung durch Hören: Veränderung von Stimme und Atmung, aber auch der Klang von Husten, Erbrechen oder Würgen dienen als Zeichen bestimmter Erkrankungen.

● Beurteilung des Geruchs: Hier werden Körpergeruch, Mundgeruch und Geruch der Ausscheidungen herangezogen.

● Beurteilung durch Tasten: Bei Erwachsenen wird die Pulsdiagnose angewandt, die am Handgelenk vorgenommen wird.
Bei Kindern ist die Pulsdiagnose auf Grund der energetischen Unreife nicht einsetzbar. Bei Kindern bis zum dritten Lebensjahr wird stattdessen ein Venengefäß an der dem Daumen zugewandten Außenseite des Zeigefingers zur Diagnose herangezogen. Hier können vom TCM-Therapeuten in unterschiedlichen Abschnitten aus der Form der Gefäße Rückschlüsse auf krank machende Faktoren gezogen werden.

heit durch den äußeren Einfluss von Wind oder Kälte entstehen (Außenseite-Erkrankung) oder durch die Erkrankung eines inneren Organs (Innenseite-Erkrankung). Erkrankungen des Bewegungsapparates sind im Allgemeinen Außenseiten-Erkrankungen, Fehlernährung, Erschöpfung, emotionale Faktoren Innenseiten-Erkrankungen.

Die chinesische Diagnose arbeitet mit vier Leitkriterien

● Hitze- oder Kälte-Erkrankung: Hitze kann neben Fieber ein gerötetes Gesicht, eine laute Stimme, Verstopfung bedeuten. Kältesymptome wären Frösteln, Blässe, kalte Hände und Füße, Durchfall.

● Fülle- oder Leere-Erkrankung: Eine Fülle-Erkrankung zeichnet sich durch ein Übermaß an der Lebensenergie Qi aus. Symptome könnten Verspannungen, Atembeschwerden, Übelkeit, Brechreiz, Überaktivität, Unruhe, Bevorzugung von Kälte oder Überfunktion eines Organs sein. Eine Leere-Erkrankung ist dagegen durch einen Mangel an Qi geprägt. Symptome wären Schwäche, Kraftlosigkeit, Appetitlosigkeit, Bedürfnis nach Wärme, Zuwendung oder Unterfunktion eines Organs.

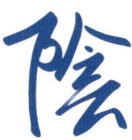

Chinesische kontra westliche Medizin

Angesichts völlig neuer Erkenntnisse der medizinischen Forschung drängt sich die Frage förmlich auf, warum das Gedankengebäude der Traditionellen Chinesischen Medizin auch heute noch gültig ist. Die Gründe dafür sind vielfältig.

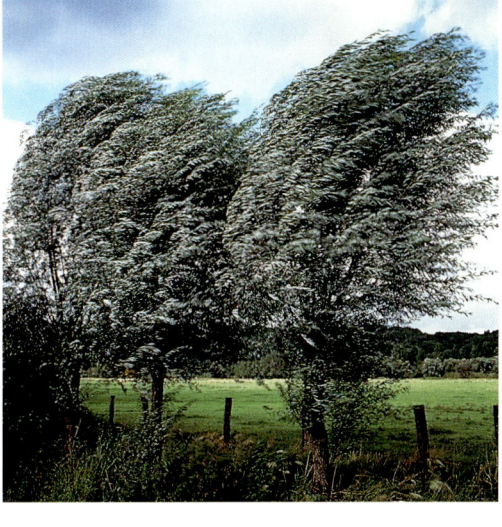

Unterschiedlicher Heilungsansatz

● Die Traditionelle Chinesische Medizin baut in ganz besonderer Weise auf Vorbeugung. Ihr philosophischer Überbau, der Taoismus (siehe Seite 15), betont den Erhalt der Gesundheit, die Herstellung einer inneren Harmonie mit Ausgewogenheit von Körper und Seele und den Einklang mit den Naturkräften. Das Streben eines jeden Menschen sollte sein, durch bewusstes Leben und Praktizieren von Körperübungen gesund zu bleiben. Die altchinesischen Ärzte wurden nur für Gesundheit entlohnt. Bei Erkrankung wurde die Bezahlung eingestellt.

Wind oder Kälte greifen an der Körperoberfläche an und können zu einer Außenseite-Erkrankung führen.

● Die Weltgesundheitsorganisation (WHO) gibt eine Definition von Gesundheit, die der chinesischen sehr nahe kommt, aber mit der vorherrschenden westlichen Medizin zumeist wenig gemeinsam hat: Gesundheit ist demnach der Zustand völligen körperlichen, geistigen, seelischen und sozialen Wohlbefindens.

Eine aktive Lebensweise fördert Gesundheit

● Die westliche Medizin ist ganz auf Krankheit eingestellt. Wir sprechen von Krankenhaus, Krankenversicherung, Krankenwagen. Gesundheit wird als etwas Selbstverständliches angesehen. Gesundheitsstreben und eine gesunde Lebensweise werden erst im Krankenstand eingenommen und bei wiederhergestellter Gesundheit oft schnell wieder aufgegeben. Viele Menschen, die krank werden, begeben sich in eine hilflose passive Lebensweise in völliger Unkenntnis, dass aktive Mechanismen Gesundheit entscheidend beeinflussen können. Tatsache ist, dass unsere hoch technisierte Medizin nur bei bestimmten Krank-

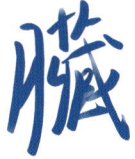

heitsbildern zu helfen vermag. Bei vielen Beschwerden gibt es keine wirkungsvollen Therapien. Patienten, deren Blutwerte und technische Untersuchungen normal ausfallen, werden für gesund erklärt, selbst wenn die Beschwerden und Schmerzen weiter bestehen.

Die westliche Medizin ist auf Krankheit eingestellt

Wie bereits gesagt, hat die altchinesische Medizin zu keiner Zeit versucht, die Krankheit des Menschen zu isolieren und einzelne Organbestandteile als Ursache von Krankheiten ausfindig zu machen. Genau dieses Vorgehen macht sich die moderne Medizin zu eigen, krank machende Faktoren werden in immer kleineren Zellbestandteilen gesucht, gefunden und dann repariert. Auch wenn dieser Weg oftmals außerordentlich erfolgreich ist, etwa im Bereich der Chirurgie, bleibt das komplizierte Zusammenspiel mit Naturkräften, mit sozialen Komponenten und anderen Körperelementen auf der Strecke.

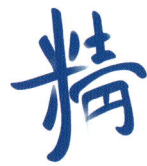

Unterschiedlicher Gedankenansatz

Spricht der traditionelle chinesische Arzt von einer Leberschwäche, hat er etwas anderes im Sinn als ein westlicher Arzt. Gemeint ist nämlich nicht das Organ Leber mit seinen umfangreichen Ausscheidungs- und Filterfunktionen, sondern der energetische Funktionskreislauf Leber mit all seinen emotionalen Komponenten. Ein direkter Vergleich kann dem in Jahrhunderten entwickelten Medizinsystem der alten Chinesen nicht gerecht werden. Niemand bestreitet die großen Erfolge westlicher Medizin, die auch in China ganz selbstverständlich genutzt werden. Doch bei vielen Erkrankungen und Beschwerden ist die Wirkung der Traditionellen Chinesischen Medizin verblüffend und manchmal sensationell erfolgreich. Wie sonst könnte ein Medizinsystem über Jahrtausende überlebt haben, wenn nicht mit Erfolgen?

Die TCM sieht den Menschen als Teil des Kosmos

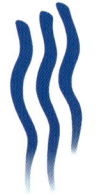

Noch bevor sich große westliche Philosophen Gedanken über Zusammenhänge von Mensch, Natur und Kosmos gemacht hatten, beschäftigten sich chinesische Gelehrte mit der gegenseitigen Einflussnahme von menschlichen Leben und Ereignissen in der Natur. Der chinesische Arzt sieht seinen Patienten immer im Zusammenhang mit äußeren klimatischen Faktoren, persönlichen Lebensumständen, sozialer Integration. Der Mensch steht in Beziehung zu Natur und Kosmos, ist ein Teil des kosmischen Geschehens. So wie in der Natur Zyklen von Jahreszeiten ablaufen, so gibt es auch im Inneren des Körpers Zyklen, die mit den Jahreszeiten, dem Tag-Nacht-Rhythmus, dem Entstehen und Vergehen von Leben vergleichbar sind. Der menschliche Körper ist nur ein

Spiegelbild der natürlichen Abläufe in der Natur. Krankheit entsteht immer dann, wenn der Körper das komplizierte Zusammenspiel verschiedener Regelkreisläufe nicht mehr ordnen kann.

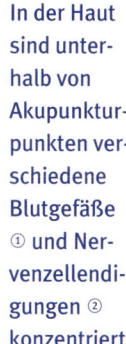

Wissenschaftlicher Nachweis der Wirkung von Akupunktur und Akupressur

Die Wirksamkeit der jahrtausendealten chinesischen Medizin, die vornehmlich auf Erfahrungen beruhte, konnte in den letzten Jahrzehnten mit wissenschaftlichen Methoden nachgewiesen werden. Die Effektivität von Akupunktur und Akupressur ist in vielen Studien zweifelsfrei belegt worden. Bei den Akupunkturpunkten handelt es sich um Punkte, wo sehr viele Nervenzellendigungen und Gefäße konzentriert liegen. Zudem sind folgende Wirkungsnachweise geführt worden:

In der Haut sind unterhalb von Akupunkturpunkten verschiedene Blutgefäße ① und Nervenzellendigungen ② konzentriert.

● Die Stimulation von Akupunkturpunkten kann auf verschiedenen Körperebenen Schmerzreize hemmen.
● Unter Einwirkung der Akupunktur können Operationen schmerzfrei durchgeführt werden.
● Durch Reizung von Akupunkturpunkten kann der Organismus zur Ausschüttung von Hormonen veranlasst werden, die zu vielfältigen Veränderungen im Körper führen.
● Über Reflexsysteme werden Organe und Drüsen in ihrer Funktion beeinflusst.

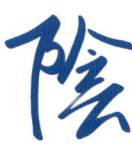

● Die Akupressur kann zu einer allgemeinen Leistungssteigerung führen.
● Sie stimuliert das Immunsystem, wodurch Erreger oder Allergien besser abgewehrt werden können.
● Sie wirkt muskelentspannend sowie psychisch und emotional ausgleichend.
Die Weltgesundheitsorganisation (WHO) hat eine Liste von Krankheiten erstellt, die nachgewiesenermaßen besonders gut auf die Akupunktur ansprechen.

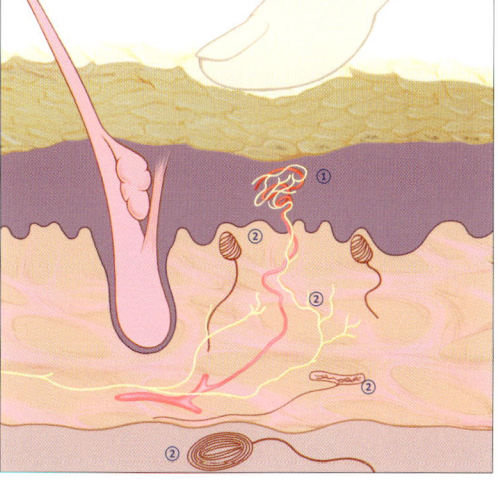

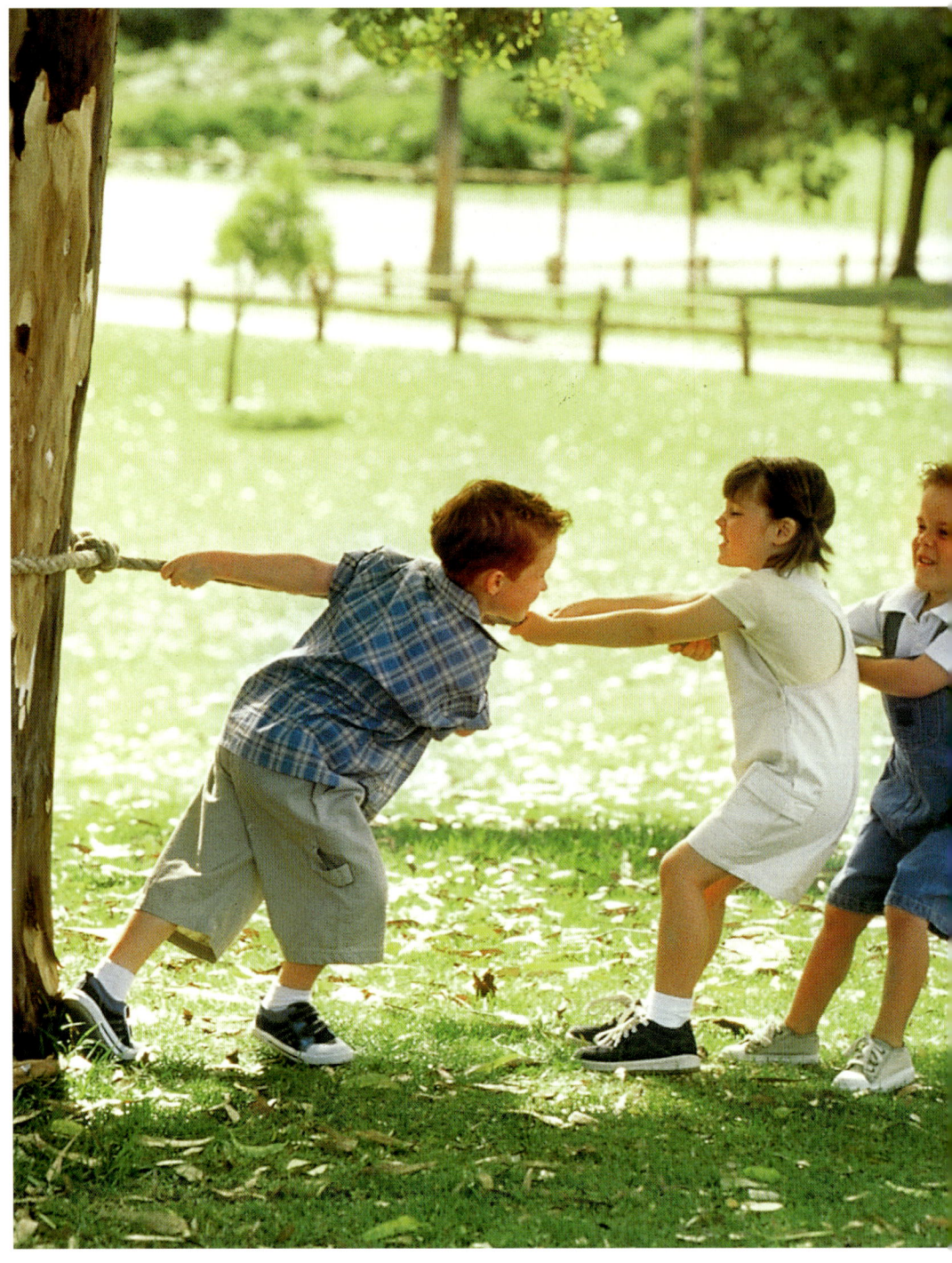

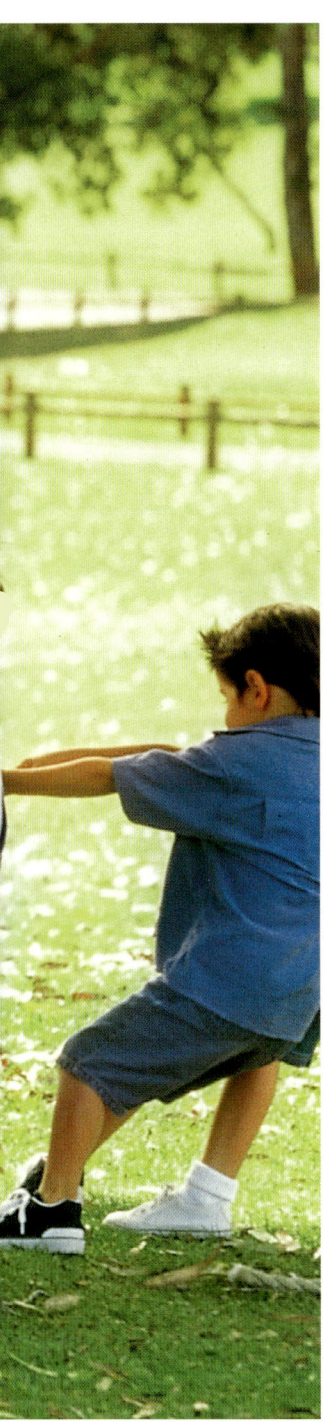

Kinder: ganz anders als Erwachsene

Durch Entwicklung und Wachstum finden im kindlichen Körper laufend Veränderungen statt, wodurch Kinder anfällig für eine Vielzahl von Erkrankungen sind. Diese Krankheiten können nicht mit den gesundheitlichen Problemen eines Erwachsenen verglichen werden. In der westlichen Medizin gibt es deswegen eigene Fachärzte, die Kinderärzte. Auch die Chinesen wussten um die besonderen Bedingungen bei Kindern und widmeten schon vor Hunderten von Jahren der Kinderbehandlung eigene Lehrbücher. Die sanfte Methode der Akupressur ist gerade für Kinder gut geeignet, denn sie reagieren besonders gut und rasch auf Reize von außen.

Der lange Weg zum Erwachsenen

Kinder sind keine Erwachsenen im Miniformat, sondern eigenständige Individuen, die sich in regelmäßigen Abständen weiterentwickeln – sowohl auf körperlicher als auch auf geistiger und seelischer Ebene. Die permanenten Umstellungen im Körper bringen es mit sich, dass Kinder besonders anfällig für alle Arten von Körperstörungen sind, die den weiteren Wachstumsprozess beeinflussen und die fixiert werden können.

Besonders das Abwehrsystem ist noch nicht ausgereift und muss sich in der Auseinandersetzung mit Umweltfaktoren erst zur vollständigen Leistungsfähigkeit entwickeln. Das eröffnet Krankheiten den Weg, die wiederum vom Organismus zur Entwicklung einer Abwehrstärke benötigt werden. Das bedeutet also, dass der kindliche Körper kein solches Bollwerk gegen Fremdeinflüsse errichten kann, wie es der ausgewachsene Körper des Erwachsenen bietet. Eine erwachsene Person ist im Allgemeinen wesentlich resistenter gegenüber krank machenden Einflüssen. Das Immunsystem ist voll funktionsfähig und ausdifferenziert.

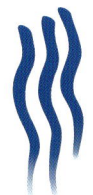

Das zerbrechliche Gesundheitssystem von Kindern lässt sich an der weltweit immer noch relativ hohen Kindersterblichkeit ablesen, die in früheren Zeiten allerdings um ein Vielfaches höher war. Heutzutage ist die Kindersterblichkeit dank moderner Medizin mit Vorsorgeuntersuchungen und nahezu idealen hygienischen Verhältnissen in der westlichen Welt auf ein Minimum zurückgegangen. Trotzdem bereiten immer noch viele Krankheiten Ärzten und Eltern erhebliche Probleme.

Chinesisches Naturgesetz

In der chinesischen Philosophie ist das Leben nur ein Spiegelbild der Natur: Sowohl Leben als auch Natur sind einem ständigen Wandel unterzogen. Die einzigen konstanten Dinge sind gerade Veränderung und Wandel. Welcher Abschnitt im Leben eines Menschen kann dieses Naturgesetz besser aufzeigen als die Kindheit mit ihrer steten Wandlung?

Das Kind in der TCM

Die Kinderheilkunde als eigenständiger Zweig innerhalb der Traditionellen Chinesischen Medizin wurde in den Jahren der Sung-Dynastie (960–1279) geprägt, lange bevor die westliche Medizin Kindern einen besonderen Stellenwert einräumte. Der um 1100 lebende große chinesische Kinderarzt Ch'ien I beschrieb als Erster verschiedene Kinderkrankheiten und deren Behandlung. Obwohl die Tuina-Massage (siehe Seite 10) erstmals im 5. Jahrhundert vor Christus erwähnt wurde und es viele Hinweise auf sehr frühe Akupressurbehandlungen von Kindern gibt, finden sich die ersten schriftlichen Aufzeichnungen über Akupressur bei Kindern als eigenständige Therapie erst während der Ming-Dynastie (1368–1644). Wichtige überlieferte Grundlagenwerke stammen von Chen aus dem Jahr 1601 und von Xiong Yunying aus dem Jahr 1676.

Bewegung – der stärkste Wachstumsreiz

Nicht nur die chinesische und die osteopathische Medizin halten Bewegung als ständigen Reiz zur Ausbildung aller Körperfunktionen für erforderlich. Auch für die westliche Schulmedizin ist Bewegung der wichtigste Reiz zur Ausformung von Muskulatur, Haltung, Koordination und Gleichgewicht sowie zur Ausbildung von muskulären Reaktionsketten. Orthopäden beobachten, dass Unfälle von Kindern infolge mangelhafter koordinativer Fähigkeiten, fehlender Muskelkraft und Muskelkoordination sowie Haltungsschwächen im Zunehmen begriffen sind. Als Ursache werden immer mehr bewegungsarme Spielmuster und übermäßiger Aufenthalt vor Fernseher und Computer vermutet. Das regelmäßige stundenlange Herumtollen im Freien, verbunden mit vielen Kletterübungen, ist eine absolute Notwendigkeit, um alle

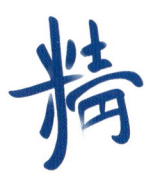

Bewegung gilt in der TCM als Reiz zur Ausbildung aller Körperfunktionen. Die Kinder bewegen sich heutzutage zu wenig.

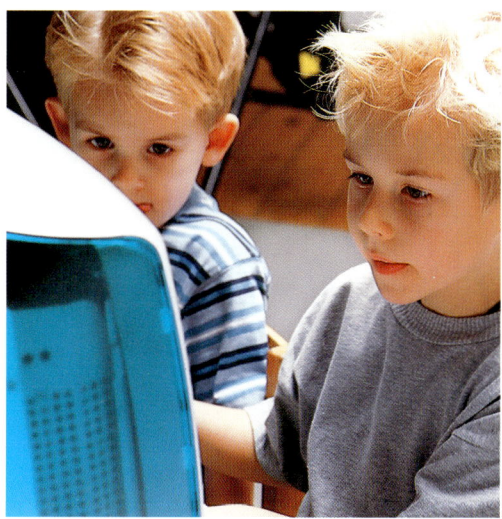

Von den
Eltern lernt
das Kind
durch Nach-
ahmung die
wohltuende
Anwendung
der Aku-
pressur.

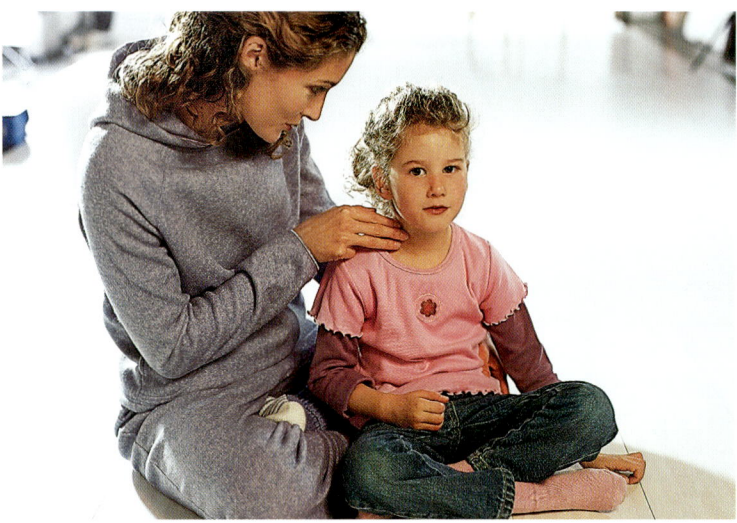

Fähigkeiten im kindlichen Körper heranreifen zu lassen.

Spielend lernen

Nicht nur bei Menschenkindern,
auch in der Tierwelt werden spätere Verhaltensweisen spielerisch
eingeübt. Durch das Spielen können Kinder gefahrlos mit immer
neuen Varianten Abläufe einstu-
dieren, die dann im späteren Leben automatisiert abgerufen werden. Erwachsene bieten dafür
Vorbilder, an denen sich das Kind
orientiert. Kinder lernen durch
Nachahmung. Das hat eine wichtige Bedeutung. Nicht ermahnen
und reden oder gar schimpfen
lösen einen positiven Nachahm-
effekt aus, sondern die Vorbild-
funktion.

Mit Akupressur lenkend eingreifen

Das was der Erwachsene macht,
möchte das Kind erleben und
nachempfinden. Also wird sich
das Kind mit Freude an der Akupressur versuchen, wenn es Erwachsene vormachen. Und es mit
ihm einüben. Dadurch lernen
Kinder spielerisch Verantwortung
für die eigene Gesundheit zu
übernehmen. Diese Verhaltensweisen können sich prägend und
gesundheitsentscheidend für das
weitere Leben des Kindes auswir-
ken. Ein natürliches Interesse für
Körperfunktionen wird geweckt.
Die Akupressur ist eine hervorra-
gende Methode dazu.
Außerdem kann der therapeutische Körperkontakt zu einer Ver-

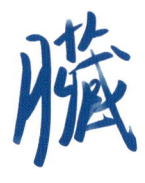

tiefung der Eltern-Kind-Beziehung führen. Beruhigung und Beschwerdenbesserung durch Handanlegen der Eltern werden gerade auch von älteren Kindern als außerordentlich wohltuend empfunden. Durch die therapeutischen Maßnahmen und die Wirkung der Akupressur wird ein Kind in die Lage versetzt, seinen Körper kennen zu lernen. Es erfährt Möglichkeiten, die Selbstheilungskräfte des Körpers zu aktivieren.

Gesundheit kann von Kindern und Erwachsenen in einem erstaunlich großen Ausmaß aktiv beeinflusst werden. Die Auseinandersetzung mit dem eigenen Körper stellt eine wichtige Voraussetzung für positives Gesundheitsverhalten dar.

Unterschiede zwischen Kindern und Erwachsenen in der TCM

Das chinesische Medizinsystem sieht bedeutende Unterschiede zwischen Kindern und Erwachsenen, was die energetische Verteilung betrifft. Der Hauptgrund liegt in den Energieleitbahnen (Meridianen) des Körpers, die bei Kindern noch unausgereift sind. Für die kindliche Entwicklung sind die Funktionskreisläufe Niere, Milz und Leber besonders wichtig.

Yin und Yang beim Kind

Wie wir gesehen haben, versteht die chinesische Medizin den Körper als untrennbares Ganzes, die einzelnen Organe und Strukturen des Körpers sind durch Meridiane miteinander verbunden. Die Funktion der Organe, Meridiane, Wandlungsphasen, Lebenssubstanzen setzt eine Harmonie und Gleichverteilung der Yin- und Yang-Energien voraus. Denn nur dann kann der kindliche Körper sich entwickeln, können Organe wachsen, Knochen sich verfestigen, das Immunsystem sich ausbilden, Geschicklichkeit, Kraft und Ausdauer gebildet werden und der Intellekt sich formen. Beim Kind muss die Yin- und Yang-Harmonie erst ausreifen:

Kinder müssen sich viel bewegen, um eine Harmonie zwischen ihrem Yin und Yang herzustellen.

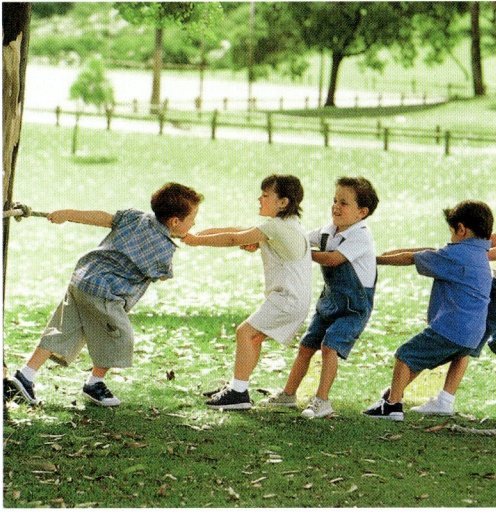

● Der kindliche Körper weist einen größeren Yang-Anteil auf. Der Yin-Anteil muss erst noch zu voller Funktionsfähigkeit ausgebildet werden.

● Kinder verbrauchen sehr viel Yang, sie weisen für Erwachsene ein ungewöhnlich hohes Maß an Energie, Bewegung, Unruhe auf. Sie verlangen nach ständiger Aufmerksamkeit.

● Die »Funktion« (Yang) mit Bewegung, Bewegungsapparat (Muskeln, Knochen, Haut, Sehnen), Aktivität, Entdeckung von Neuem ist deutlicher ausgeprägt als die »Substanz« (Yin) mit Eingeweiden, Körpersäften, Immunsystem und Ruhe.

● Die Yang-Faktoren »Stärke«, »Beginnendes«, »sich ausdehnen«, »aufsteigen«, »sich verwandeln«, »sich entfalten« kann man eindeutig einem heranwachsenden Kind zuordnen. Dagegen überwiegen Yin-Faktoren wie »Schwäche«, »Vollendetes«, »sich zusammenziehen«, »sinken« mit zunehmendem Lebensalter und sind bei alten Menschen deutlich ausgeprägt.

Bei Kindern überwiegt Yang, im Alter Yin

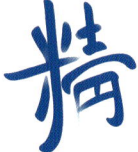

Faktoren, die Yin und Yang ausbilden

An den Händen und Füßen liegen die Anfangs- oder Endpunkte der Meridiane: An den Händen gehen die Yin- in die Yang-Meri-

Yang bei Kindern

Bei Kindern überwiegen Yang-Anteile: Bewegungsdrang, Unruhe, hoher Verbrauch von Energie. Der Bewegungsapparat (Yang) mit Muskeln, Knochen, Sehnen wird ständig beansprucht.

diane über, an den Füßen die Yang- in die Yin-Meridiane. Den Armen und den Beinen kommt in der Zirkulation der Lebensenergie Qi somit eine große Bedeutung zu. Um diese Energie auszubilden und das Gleichgewicht von Yin und Yang herzustellen, sollen und müssen sich Kinder viel bewegen und herumtollen. Mangelnde Aktivität (zu viel fernsehen, sitzen, in der Wohnung verweilen) kann zu Energieblockaden führen und Krankheiten auslösen. Bewegungen der Arme und Beine führen zur vollen Entfaltung des Energiesystems mit den Yin- und Yang-Polen.

Solange ein Säugling nur über eingeschränkte Körperbewegungen verfügt, bedient er sich eines anderen Mechanismus, um Bewegung in seinem Körper zu erzeugen: Er schreit. Der chinesischen Medizin zufolge muss ein Baby mehrmals am Tag schreien, um den Lungen, dem Herzen, den Eingeweiden und vielen anderen Strukturen einen Reiz für Wachstum und Funktion zu geben. Diese Ansicht ist deckungsgleich mit der osteopathischen Medizin. Auch Osteopathen halten das Schreien der Kinder für notwendig, um allen Organen eine ausreichende Bewegung zu verschaffen. Diese ist ihrer Erkenntnis nach Bedingung für eine ungestörte Organfunktion. Aus wissenschaftlichen Untersuchungen wissen wir, dass das Schreien der Kinder zur normalen Entwicklung gehört. Bis zur sechsten Lebenswoche nimmt es eher zu, dann bis zum dritten Lebensmonat wieder langsam ab. Was für Eltern manchmal bedrohlich erscheinen vermag und einen Zustand der Hilflosigkeit

Durch Schreien werden die Körperstrukturen des Babys dazu angeregt, zu wachsen und ihre Funktion auszubilden.

hervorruft, gehört zur normalen körperlichen Entwicklung. Es ist eine Übergangsphase, die durch andere Bewegungsmuster abgelöst wird. Der normale, nicht der exzessive Schreivorgang des Neugeborenen dient der körperlichen und energetischen Ausformung aller Organe und Gewebestrukturen.

Funktionskreislauf Niere

Im chinesischen Sinn ist das System »Niere« entscheidend für die Reifung des Kindes. Eine frühkindliche Schädigung oder Behinderung hat immer etwas mit einer Schwäche des Funktionskreislaufes »Niere« zu tun. Die Nieren (shen) speichern das Jing (die Vitalessenz, siehe Seite 19) und steuern Geburt, Wachstum und Reifung. Die Entwicklung und die Funktion der Knochen und Gelenke hängt von einem intakten Funktionskreislauf Niere ab. Die Niere sorgt für die gleichmäßige Verteilung von Yin und Yang im Körper. Sie kontrolliert Aktivität, Willen, Antrieb. Also gerade die Faktoren, die für ein störungsloses Wachstum des Kindes sorgen. Ohne Neugier und einen steten Bewegungsantrieb mit intakten Körperfunktionen ist eine problemlose Reifung nicht möglich.

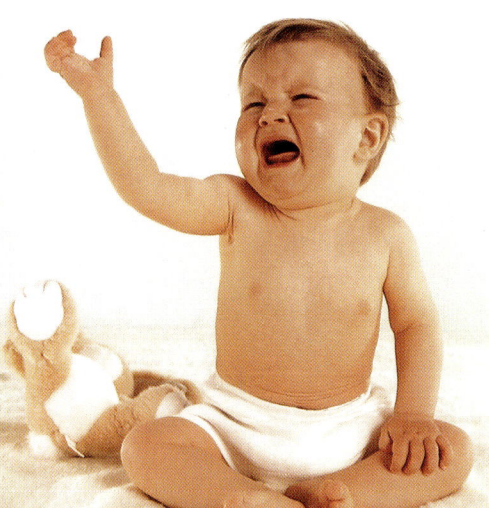

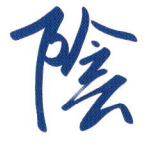

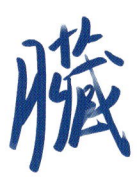

Die Vitalessenz Jing

Jing steuert wichtige Veränderungen im Körper. Bei Mädchen wird von einem Siebenjahresrhythmus mit entscheidenden Wachstumsschüben ausgegangen, bei Jungen von einem Achtjahresrhythmus. Diese Rhythmen werden bis ins hohe Alter beibehalten. Wie bereits erwähnt, gibt es ein vorgeburtliches Jing, das durch die Erbanlagen der Eltern bestimmt ist (siehe Seite 19). Erscheinungsbild, Konstitution, Intelligenz, Talente usw. sind angelegt. Das nachgeburtliche Jing, welches das vorgeburtliche Jing immer wieder auffüllt und nährt, ist für die weitere Entwicklung und die Ausprägung von Begabungen von großer Wichtigkeit. Die ungestörte Reifung des kind-

Ein starkes Jing hält geistige Kräfte vital

lichen Körpers benötigt ein von Fehlharmonien freies Jing. Von Bedeutung ist, dass die jeweiligen Stärken und Talente eines Menschen schon frühzeitig gefördert werden. Durch nachlassendes Jing setzen im Lauf der Jahre die natürlichen Alterungsprozesse ein. Diese können nicht aufgehalten werden, aber durch ein starkes Jing kann das Schwinden der Kräfte verlangsamt und körperliche und geistige Kräfte vital gehalten werden.

Stärkung des Jing

Die Vitalessenz Jing sollte lebenslang gestärkt werden. Dazu ist ein beständiger Ausgleich der Yin- und Yang-Kräfte erforderlich, der die Harmonie des Körpers aufrechterhält. Je früher im Leben

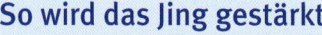

So wird das Jing gestärkt

- Vorbeugeprogramme der Akupressur
- heilende oder unterstützende Akupressur
- regelmäßige körperliche Bewegung, die das Qi entwickeln und fließen lässt
- mentales Training, Meditationsübungen, Autogenes Training, Yoga
- Ruhe und Entspannung in vielfältiger Form
- ausgewogene, abwechslungsreiche Ernährung
- in China auch Bewegungsübungen wie Tai Ji und Qi Gong

Das Prinzip der Abwechslung zwischen Ruhe und Bewegung, entsprechend der Yin- und Yang-Polaritäten, sollte frühzeitig eingeübt werden.

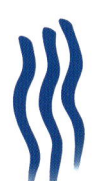

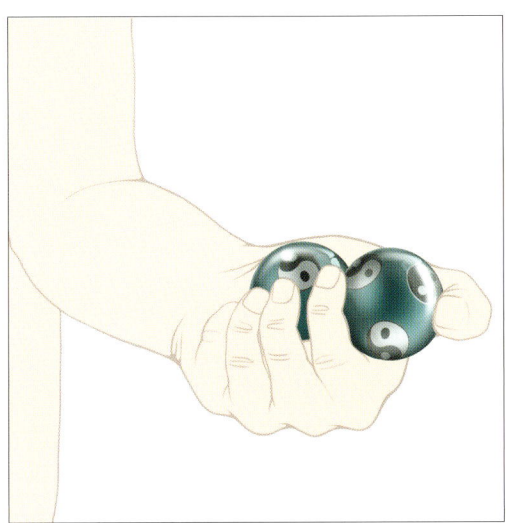

stoffe sorgt. Die Nahrungsbestandteile werden herausgefiltert und das Blut mit der Lebensenergie Qi angereichert. Das Bindegewebe, das eine äußerst wichtige Stützfunktion für alle Gewebe ausübt, wird vom Funktionskreislauf Milz kontrolliert. Ein gesundes Bindegewebe ist für die problemlose Funktion von Muskulatur, Gelenken, Knochen und Sehnen entscheidend.

Der Funktionskreislauf Milz kontrolliert das Bindegewebe

Durch Massage mit Qi-Gong-Kugeln wird das Jing gestärkt.

mit harmonischer Lebensweise begonnen wird, umso mehr Energie steht dem Jing zur Reifung zur Verfügung und umso langsamer laufen spätere Alterungsprozesse ab.

Funktionskreislauf Milz

Der chinesische Funktionskreislauf »Milz« ist bei Neugeborenen noch ungenügend ausgeprägt. Gerade Neugeborene, die im Mutterleib noch problemlos über die mütterliche Nabelschnur versorgt worden sind, können durch die Nahrungsumstellung vielfältige Verdauungs- und Verwertungsprobleme entwickeln. Der Funktionskreislauf Milz schließt auch die Bauchspeicheldrüse mit ein, die für wichtige Verdauungs-

Funktionskreislauf Leber

Der chinesische Funktionskreislauf »Leber« ist bei Kindern oft noch schwach ausgeprägt. Er sorgt für den freien Fluss von Qi und für die ungestörte Verteilung des Blutes. Qi und Blut legen die Basis für ein problemloses Wachstum. Der Funktionskreislauf Leber kontrolliert Muskulatur und Sehnen, Grundlage für die so wichtigen Bewegungen bei Kindern. Auch für die Funktion der Augen ist eine intakte Leberfunktion wichtig.

Kindliche Reaktion auf Krankheitsfaktoren

Kinder haben im Vergleich zu Erwachsenen eine geringere Bandbreite von Abwehrmaßnahmen, um auf Krankheitseinflüsse angemessen reagieren zu können. Der kindliche Körper verbraucht ei-

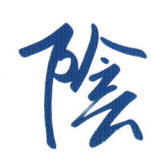

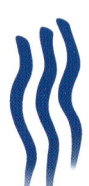

nen Großteil seiner Energien für das Wachstum und die Ausbildung von Organen. Anders als bei Erwachsenen, bei denen sich Erkrankungen zumeist langsam ankündigen, kann der Krankheitsausbruch bei Kindern abrupt sein.

Kinder werden aus völliger Gesundheit heraus krank, da nicht rasch genug Abwehrmaßnahmen getroffen werden können. Krankheitssymptome können sich schnell ändern. Fieber klettert manchmal in gefährliche Höhen, Fieberkrämpfe können daraus entstehen. Durchfallerkrankungen und Erbrechen sind oft mit einem hohen Wasserverlust verbunden, besonders kleine Kinder laufen Gefahr, in kurzer Zeit auszutrocknen.

Energetische Verhältnisse der chinesischen Medizin, die als Gegensatzpaare beschrieben werden (warm – kalt, feucht – trocken, Fülle – Leere) können schnell ineinander übergehen.

Große Regenerationsfähigkeit

Trotz der starken Reaktion auf Krankheitsfaktoren haben Kinder aber auch ein großes Heilpotenzial. Heilungsaktivitäten werden schnell aufgegriffen und umgesetzt. Die einem jeden Menschen innewohnenden Selbstheilungskräfte können insbesondere von Kindern äußerst effektiv aktiviert werden.

Somit erwächst aus den laufenden Veränderungen des kindli-

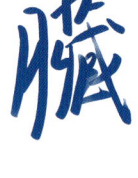

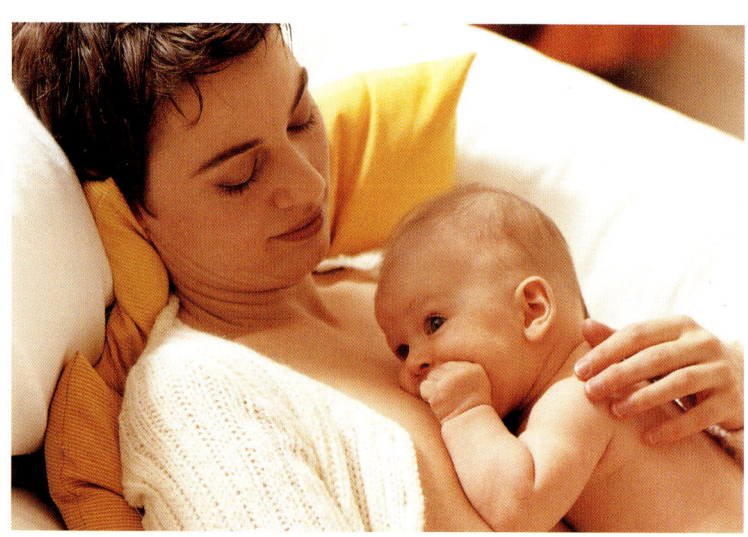

Ein krankes Kind ist zur Genesung auf die Kräfte und die Energie der Mutter angewiesen.

chen Körpers eine große Chance für Therapien. Jederzeit kann mit großem Erfolg lenkend eingegriffen werden. Das gilt sogar für größere körperliche Verletzungen. Da die meisten Zellen noch nicht endgültig entwickelt sind, kann verletztes oder sogar zerstörtes Gewebe im Zuge des allgemeinen Wachstums oftmals vollständig wiederhergestellt werden. So schnell wie Krankheiten auf ein Kind einwirken können, so schnell kann auch eine vollständige Gesundung wieder eintreten. Die notwendigen Reize, die dazu auf den Körper einwirken müssen, sind in der Regel weitaus kleiner als bei Erwachsenen.

Einfluss des kranken Kindes auf die Mutter

Kleinkinder passen sich den Emotionen ihrer Eltern an; dies gilt insbesondere für Babys und ihre Mütter, wenn die Beziehung sehr intensiv ist. Ein Baby reflektiert den Gesundheits- und Gemütszustand seiner Mutter. Ein krankes Kind kann die Energie seiner Mutter, von der es in den ersten Jahren vollständig abhängt, schnell erschöpfen und dadurch noch tiefer in den Zustand der Krankheit gelangen. Eine gesunde, energiegeladene und ausbalancierte Mutter ist für

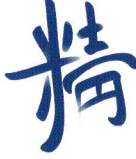

ein krankes Kind der wichtigste Rückhalt auf dem Weg zur Gesundung. Nach Meinung der chinesischen Medizin gibt es in den ersten Lebensjahren ein unsichtbares energetisches Band, das Mutter und Kind miteinander verbindet, weswegen ein altes chinesisches Sprichwort lautet: »Behandle die Mutter, um das Kind zu behandeln«. Die Mutter eines kranken Kleinkindes sollte sich also immer mitbehandeln lassen, um einen energetischen Rückhalt darzustellen.

Schmerzen in der TCM

Schmerzen gehören zur normalen Erlebenswelt eines jeden Menschen. Die Natur hat den Schmerz eingerichtet, um unseren Körper zu schützen. Denn nur so lernen wir, welche Verhaltensweisen, Speisen, Aktionen unserem Körper gut tun und welche ihm schaden können. Ein Kind muss diese Erfahrung selbst machen, um das Signal Schmerz zu verstehen und richtig deuten zu können.

Schmerzen gehören in der chinesischen Medizin mit zu den Lebenskräften. Die Polaritäten Yin und Yang bilden sich auch in den Gegensatzpaaren Gesundheit – Krankheit und Schmerz – Wohl-

Schmerzen in der chinesischen Medizin

In der chinesischen Medizin sind Schmerzen Ausdruck einer Energieblockade, eines Energiestaus oder einer Fülle- oder Leerestörung der Lebensenergie Qi. Diese Störungen spielen sich im Bereich der Meridiane, überwiegend in der Peripherie, und ihrer zugehörigen Organe ab.

● Akute Schmerzen und Krämpfe können entstehen, wenn das Qi in seinem Fluss blockiert ist oder sich aufstaut.

● Dumpfe oder bohrende Schmerzen entstehen durch eine Schwäche von Qi.

● Heller, schneidender Schmerz kann durch eine Überfülle von Qi ausgelöst werden.

befinden ab. Alleinige Gesundheit wäre ebenso ein Stillstand wie alleinige Krankheit, die Wandlung und Veränderung ist die treibende Kraft. Zur Gesundheit gehört nicht nur die körperliche Verfassung, auch der emotionale Zustand wird mit berücksichtigt. Bewusster Umgang mit dem Körper ist für dessen Ausgeglichenheit entscheidend. Schmerz oder Unwohlsein können erste Alarmsymptome des Körpers an unser Bewusstsein sein. Auf Vernachlässigung und Missbrauch reagiert unser Körper, der Weg der Harmonie und der Balance wird verlassen. Übermäßige Arbeit ist für den Körper nicht schädlich, solange man Stressphasen mit entsprechenden Ruhephasen abwechselt. Yang und Yin verbleiben somit im Gleichgewicht, auf das ansteigen-de Yang (viel Arbeit, Aktivität) folgt ein ebenso ausgeprägtes Yin (Ruhe, Abschalten).

Krankheit – Lernfaktor des Körpers

Krankheiten bei Kindern häufen sich nach Ablauf des ersten Jahres. Bereits nach drei bis vier Monaten lässt der Schutz der mütterlichen Substanzen nach, und Infekte können entstehen. Im Alter von zwei bis fünf Jahren durchlaufen Kinder eine Reihe von zumeist ungefährlichen Kinderkrankheiten oder einfachen Infekten, die immer von Symptomen wie Fieber, Erbrechen, Durchfall, Müdigkeit, Schlappheit, Lustlosigkeit, Husten oder Schnupfen begleitet sind.
Die meisten dieser Krankheiten sind unabwendbar. Schulmedizi-

Durch Krankheit Gesundheit aufbauen

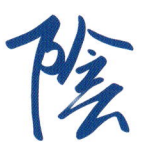

nisch gesehen muss das Immunsystem reifen, es muss in Kontakt mit Krankheitserregern treten, um diese später wirkungsvoll bekämpfen zu können. Studien haben ergeben, dass die Auseinandersetzung mit Krankheitserregern biologisch sinnvoll ist und im späteren Leben den Körper wirkungsvoll auch gegen andere Erkrankungen schützen kann. Überbehütete Kinder, die nur eingeschränkt mit Erregern in Kontakt treten können (übertriebene Hygiene), erweisen sich anfälliger gegen Krankheiten.

Krankheit und Gesundheit sind Polaritäten

Im Sinne der chinesischen Medizin gehört Krankheit zu den Polaritäten. Krankheit ist das Gegenstück zu Gesundheit und muss als solches existieren. Gesundheit existiert nicht als statische Gegebenheit, sondern als sich wandelnder, dynamischer Zustand. Jeder einzelne muss durch gezielte Aktivität seinen Körper im Streben nach Gesundheit unterstützen. Lebenskräfte müssen trainiert, das Qi zum Fließen gebracht werden.

Was das Kind krank machen kann

Krank machende Faktoren im chinesischen Sinn existieren sowohl bei Kindern als auch Erwachsenen. Durch die besprochenen energetischen Ungleichgewichte von Yin und Yang und in den Funktionskreisen bieten Kinder möglichen Krankheitsfaktoren andere Zugangswege als Erwachsene.

Fülle- und Leere-Typen

Die zwei entgegengesetzten Pole »Fülle« und »Leere« stellen ein Basiskonzept der chinesischen Medizin dar (siehe Seite 26). Fülle steht für Übermaß, Überfunktion, Stärke oder auch Blockade, Leere für Mangel, Unterfunktion, Schwäche. Der Großteil der Erkrankungen ist auf Ungleichgewichte der Lebensenergie Qi mit Fülle-, Leere- oder Blockadestörungen zurückzuführen.

Das Prinzip der krank machenden Faktoren Fülle und Leere trifft auf Erwachsene wie Kinder zu. Eine Besonderheit bei Kindern ist jedoch die Einteilung in zwei verschieden ausgerichtete Konstitutionen, einen Fülle- und einen Leere-Typ. Dies ist ein fundamentales Konzept der altchinesischen Kinderheilkunde.

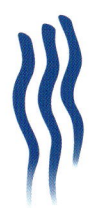

● Der Fülle-Typ ist der Starke, Energiegeladene, Redselige, Forsche.

● Der Leere-Typ ist der Schwächliche, Zurückhaltende, Ruhige. Diese Typenlehre sagt aber noch nichts über Gesundheit und Krankheit aus, sondern sie be-

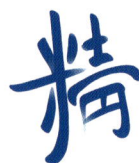

Krank machende Faktoren aus Sicht der TCM

Die chinesische Medizin unterscheidet verschiedene Faktoren, die das natürliche Gleichgewicht stören und zu Fehlverteilungen der energetischen Ströme im Körper führen können. Am wichtigsten sind die ersten drei Faktoren:

● Umwelteinflüsse (Klima und Wetter)
● Emotionen (Freude, Ärger, Traurigkeit und Kummer, Schwermut, Angst und Furcht)
● Lebensweise

Darüber hinaus gibt es weitere mögliche Störungen, die zu krank machenden Faktoren werden können:

● falsche Ernährung
● körperliche Überforderung
● Ansammlung von Schleim
● Verletzungen

schreibt zwei unterschiedliche Persönlichkeiten. Allerdings können krank machende Faktoren diese beiden Persönlichkeiten von Kindern unterschiedlich stark treffen:

● Der Fülle-Typ weist eine höhere Resistenz gegenüber Krankheiten auf, reagiert empfindlicher auf Schmerzen und hat die Tendenz, schwerwiegendere Krankheitssymptome zu entwickeln.

● Der Leere-Typ ist sensibler, wird schon bei geringen Energieabfällen leicht krank und entwickelt bei Krankheiten ausgeprägte Energiedefizite.

Der chinesische Arzt wird abhängig vom Konstitutionstyp völlig unterschiedliche Therapiewege einschlagen. Beim Fülle-Typ wird

er Energie ableiten oder umleiten, während er beim Leere-Typ Energie hinzufügen wird.

Das Konzept der Energiefülle oder des Energiemangels und deren Korrektur ist bei Kindern sehr wichtig und erfolgreich. Bei Erwachsenen wird im Gegensatz dazu mehr auf den speziell gestörten Funktionskreis Bezug genommen.

Die Bedeutung der körperlichen Zuwendung

Intensiver Körperkontakt und Berührung haben gerade für Kleinkinder eine entwicklungsfördernde Wirkung. Untersuchungen zeigen, dass viele Schulkinder Schwierigkeiten mit der

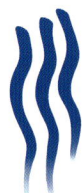

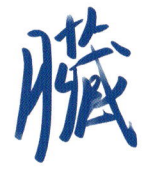

Berührung ihres Körpers haben und wenig mit dem eigenen Körper anfangen können. Auch Heranwachsende besitzen noch ein natürliches Bedürfnis nach körperlicher Zuwendung, deren Ausmaß sie einfordern. Eltern sollten so viel Zuwendung wie möglich geben, allerdings bei älteren Kindern auch die von ihnen gesetzten Grenzen respektieren. Kinder haben ein sehr feines Gespür für ihre Bedürfnisse. Ablehnung oder Nichterfüllung führt zu Gegenreaktionen.

In unserer modernen Gesellschaft hat die Dauer des körperlichen Kontaktes zu Kindern im Vergleich zu früheren Zeiten oder anderen Kulturen deutlich abgenommen. Grund hierfür sind unter anderem Rollenveränderungen innerhalb der Familie, Berufstätigkeit und veränderte Lebensweisen mit neuen Entfaltungsmöglichkeiten. So genannte Übergangsobjekte wie Kuscheltiere oder Kuscheldecken sind in unserer Kultur weit verbreitet und Ausdruck emotionaler Bedürftigkeit. Intensive Beziehungen zu Übergangsobjekten können sich aber nur entwickeln, wenn das kindliche Grundbedürfnis nach Zärtlichkeit erfüllt ist. Es gibt gesicherte Erkenntnisse über die Wichtigkeit von Berührung und Körperkontakt bei Neugeborenen. Auf Seite 36

Körperliche Zuwendung fördert die Entwicklung des Kindes

haben wir das Schreien der Kleinkinder als normalen Entwicklungsvorgang bezeichnet. Das Ausmaß des Schreiens kann allerdings durch verschiedene Faktoren verändert werden. Kinder, die eine intensive körperliche Beziehung zu ihren Eltern haben, schreien weniger. Dies zeigt sich auch bei Kindern in Kulturen, in denen sie durch Tragetücher, Babymassage oder andere Maßnahmen häufigen Körperkontakt mit den Eltern haben.

Erfahren Kinder zu wenig körperliche Zuneigung, schlägt sich dies negativ auf die soziale und körperliche Entwicklung nieder. Die Anfälligkeit für Krankheiten steigt, das körpereigene Abwehrsystem kann seine Aufgaben nicht mehr erfüllen.

Kinder mit intensiver körperlicher Zuwendung werden seltener krank.

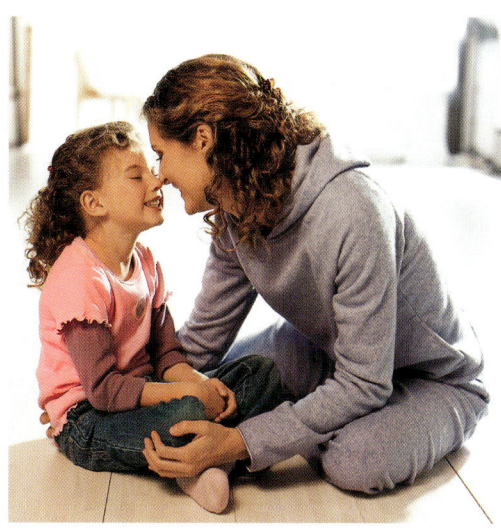

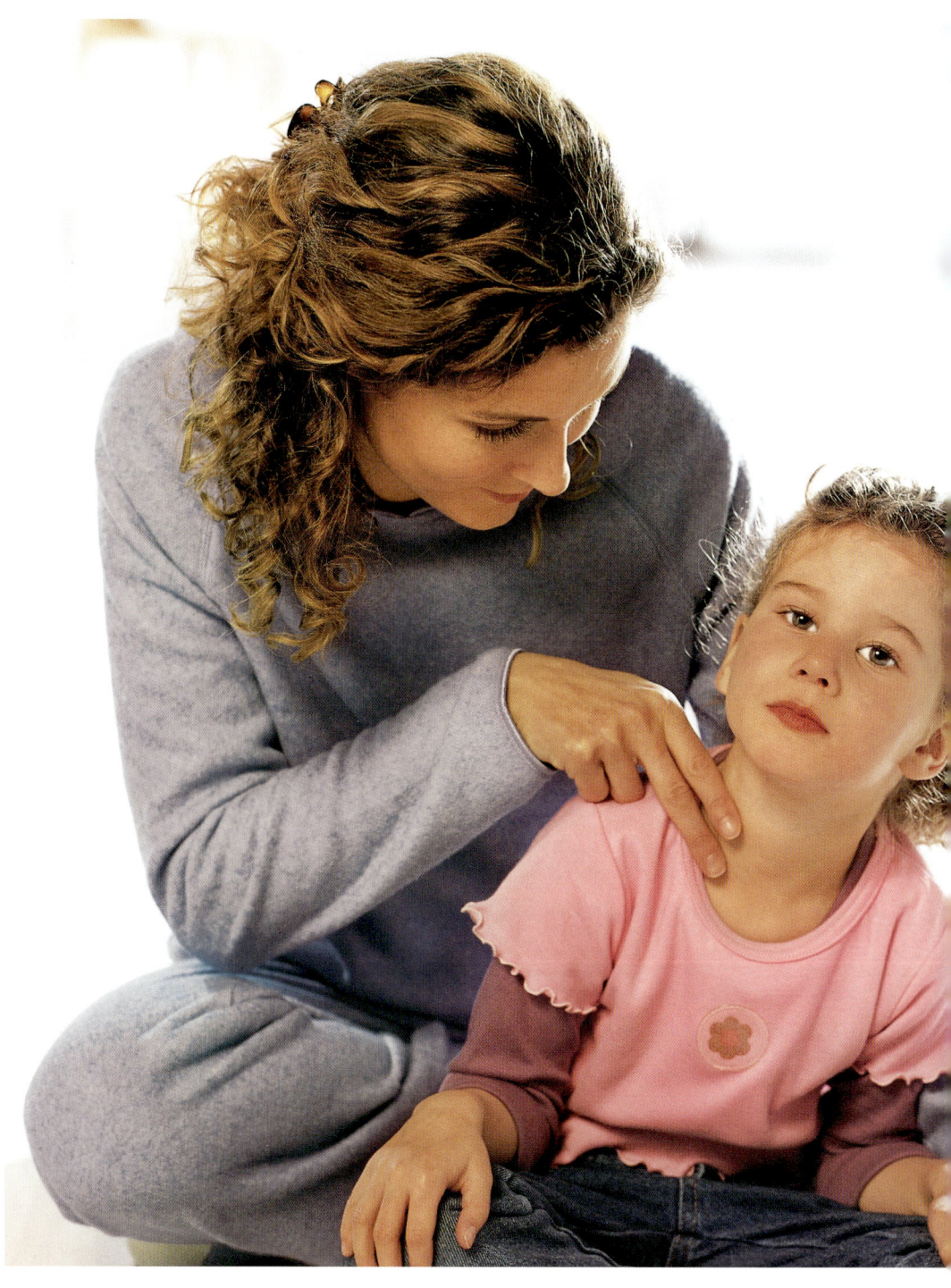

Akupressur leicht und verständlich

Akupressur bei Kindern ist einfach und leicht anzuwenden. Ihr risikoloser Einsatz, ihre Schmerzfreiheit, fehlende Nebenwirkungen und sofortige Anwendbarkeit an allen Orten machen diese wirkungsvolle Therapie benutzerfreundlich. Müssen trotzdem weitere Therapiemaßnahmen hinzugezogen werden, kann die Akupressur den Krankheitsverlauf mildern und verkürzen. Akupressur ist leicht zu erlernen, es bedarf keiner medizinischen Vorkenntnisse. Babys, Kleinkinder und Schulkinder können mit der gleichen Methode behandelt werden. Mit etwas Anleitung sind kleine Kinder in der Lage, Akupressur wirkungsvoll an sich selbst durchzuführen.

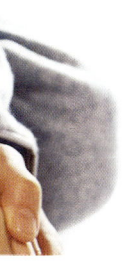

Akupressurpraxis bei Kindern

Die Kinder- und die Erwachsenenbehandlung unterscheiden sich. Der Grund ist in den unterschiedlichen energetischen Zuständen und in der unterschiedlichen Reife der Funktionskreisläufe zu suchen. Grundsätzlich können bei der Behandlung zwischen Kindern und Erwachsenen folgende Gemeinsamkeiten und Unterschiede festgestellt werden:

Bei Kindern werden oft andere Punkte behandelt

● Einige Akupunkturpunkte sind je nach Krankheitsbild identisch, werden bei Kindern aber zumeist kürzer behandelt.

● Oft werden ganz andere Punkte behandelt, die bei Erwachsenen nicht oder nicht in dieser Kombination verwendet werden.

● Hinzu kommen Massagezonen (Tuinazonen) oder -linien sowie Massagetechniken, die Kindern vorbehalten bleiben.

WICHTIG

Wenn in diesem Ratgeber von »Kindern« gesprochen wird, sind Kinder bis zu einem Alter vor Eintreten der Pubertät gemeint. Allgemein gilt: Je jünger das Kind ist, umso effektiver kann es behandelt werden.

● Viele dieser Punkte und Zonen weisen keine komplizierten Beziehungen zum Meridiansystem auf, sondern entfalten bei Kindern eine Eigenwirkung. Ihre Anwendung unterliegt deshalb keinen schwierigen Regeln.

Goldene Regeln zum Gelingen der Akupressur

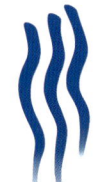

Das Waschen der Hände

Waschen Sie sich vor jeder Therapie aus hygienischen Gründen die Hände. Das Waschen stellt auch eine Art Ritual dar, um fremde Energien abzuwaschen und seine ganze Aufmerksamkeit und Energie jetzt dem kleinen Patienten zur Verfügung stellen zu können.

Vorbereitung der Hände

● Achten Sie auf gepflegte Hände. Schwielige Finger und Hornhaut können Schmerzen auf der Haut Ihres Kindes hervorrufen.

● Nehmen Sie mit kalten Fingern keinen Körperkontakt auf.

Das individuelle Körpermaß

Eine Schwierigkeit besteht in der exakten Lokalisation der Akupunkturpunkte. Zwar haben die Punkte bei jedem Menschen eine annähernd gleiche Lage, da aber jeder individuelle Körperproportionen aufweist und über ein eigenes Verhältnis von Länge, Schwere und Dicke verfügt, haben die Chinesen ein einfaches Bestimmungsmaß entwickelt: Der Daumen des kleinen Patienten ist die Maßeinheit für seinen Körper. Machen Sie einen Breitenvergleich von Ihrem Daumen und dem Daumen Ihres Kindes, und gleichen Sie die Maße entsprechend an. Die Abstände der Punkte von bestimmten, leicht aufzufindenden Körperstellen (wie Knochenvorsprüngen, Hautfalten, Haarlinien) wird in der chinesischen Maßeinheit Cun (sprich: tsunn) gemessen. 1 Cun bezieht sich immer auf das individuelle Körpermaß (das so genannte Körperzoll) eines Menschen.

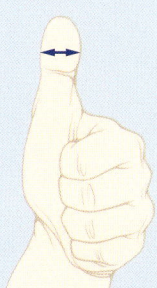

1 Cun

- 1 Cun entspricht exakt einer Daumenbreite (gemessen an der breitesten Stelle des Daumenendgliedes).
- 1,5 Cun entsprechen der Breite der nebeneinander liegenden Zeige- und Mittelfinger (breiteste Stelle der Finger).
- 3 Cun entsprechen der Breite der vier nebeneinander liegenden Finger (Zeigefinger, Mittelfinger, Ringfinger und kleiner Finger) an der breitesten Stelle.

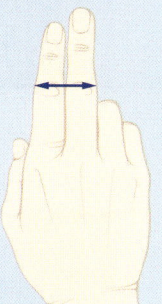

1,5 Cun

Im Bereich des Bauches gibt es nur eine relative Messung. Ein Abmessen mit der Daumenbreite würde nicht das gewünschte Ergebnis bringen.
- 5 Cun beträgt immer der Abstand zwischen Bauchnabel und Schambein. Zum Auffinden der Punkte wird diese Strecke in 5 gleiche Teile eingeteilt.
- 8 Cun beträgt immer der Abstand zwischen Brustbeinspitze und Nabel. Entsprechende Punkte werden also durch Teilung dieser Strecke durch 8 aufgefunden.

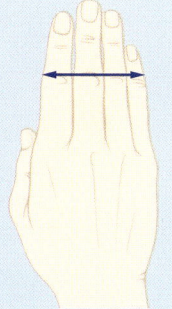

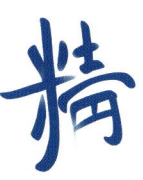

Wichtig

3 Cun

Wenn im Behandlungsteil ab Seite 63 von Querfinger gesprochen wird, ist damit 1 Cun, also 1 Daumenbreite, gemeint.

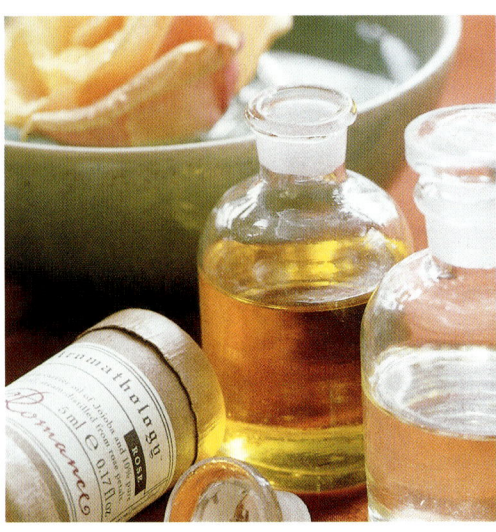

kann man ein Hautöl oder eine Massagelotion einsetzen. Besonders für die Massage von größeren Hautzonen ist dies angezeigt. Möglich ist auch Ingwerwasser (Apotheke). Speziell bei Kopfschmerzen können die Punkte mit ätherischem Pfefferminzöl massiert werden.

Ruhe und Muße

Nehmen Sie sich Zeit. Hektik, Unruhe, überhastetes Tun wird sich mit Sicherheit auf Ihren Patienten übertragen und den Erfolg Ihrer Akupressurbehandlung zunichte machen. Bequemlichkeit ist für Patient und Behandler am wichtigsten. Sie können in Rückenlage, Bauchlage, Seitenlage, im Sitzen oder was auch immer zweckmäßig erscheint akupressieren. Sorgen Sie auch dafür, dass Sie nicht gestört werden. Störende Elemente wie Telefon oder Türklingel, aber auch andere Familienmitglieder sollten soweit möglich für die Dauer der Behandlung ausgeschlossen werden.

Akupressieren möglichst ohne Störung

Mit einem Körperöl wird die Haut bei der Massage nicht so stark gereizt.

Gegebenenfalls wärmen Sie Ihre Hände durch Reiben oder warmes Wasser.
● Achten Sie darauf, dass Sie die Haut Ihres kleinen Patienten nicht durch zu lange Fingernägel reizen. Dies kann zu Schmerzen, Verkrampfungen und zur Verweigerung der Bahandlung führen. Die einzige Ausnahme, wo Sie Ihren Fingernagel zur Therapie einsetzen dürfen, sind einige Punkte in bestimmten Notfallsituationen (siehe Seite 116), die starker Reize bedürfen.

Verwendung von Ölen

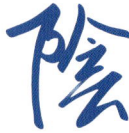

Die Akupressur sollte auf der nackten Haut durchgeführt werden. Um die Haut des Kindes vor zu starker Reibung zu schützen,

Raumklima und Kleidung

Im Idealfall ist der Raum frisch gelüftet, das heißt mit Sauerstoff angereichert und von verbrauchter Luft befreit. Die Raumtemperatur darf nicht zu hoch und nicht zu niedrig sein, soll also weder Überhitzung noch Frösteln hervorrufen. Behandler und Patient tragen zweckmäßige Kleidung, die bequem und nicht einengend ist. Sie sollten ohne Probleme an alle zu behandelnden Körperpunkte Ihres kleinen Patienten gelangen können.

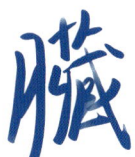

Technik der Akupressur

Welchen Finger benutzen

Es bieten sich der Zeige- oder der Mittelfinger an. Die Fingerbeeren dieser beiden Finger sind mit einer großen Anzahl von Tastrezeptoren ausgestattet und reagieren besonders gut auf Druckeinwirkung. Unsere Kontaktfläche ist immer die Fingerbeere. Man kann durch regelmäßiges Training dieses Tastempfinden noch weiter ausbauen und verfeinern. Für welchen Finger Sie sich letztendlich entscheiden, ist egal, Sie sollten aber möglichst immer wieder den gleichen Finger nehmen, um die Fingerfertigkeit weiter auszubauen.

Der Daumen kann natürlich ebenso eingesetzt werden, insbesondere wenn stärkerer Druck erforderlich ist oder eine größere Fläche behandelt werden soll.

Der Fülle- und der Leerezustand

Um den genauen energetischen Zustand eines Punktes zu erkunden, muss man ihn auf seinen Leere- oder Füllezustand (siehe Seite 26) hin untersuchen. Mit einiger Übung können Sie dies erlernen. Sie sind dann in der Lage, noch effektiver behandeln zu können. Eine Vorbedingung für eine erfolgreiche Therapie ist es aber nicht!

● Füllezustand: Der Akupressurpunkt ist auf Druck schmerzempfindlich und fühlt sich straff und gespannt an.

Nachwirkungen der Akupressur

Es ist durchaus möglich, dass während und nach der Akupressur Ihr Patient vermehrt schwitzt. Das ist kein schlechtes Zeichen, sondern zeigt, dass der Körper reagiert hat. Lassen Sie in diesem Fall Ihr Kind etwas länger liegen, und schützen Sie es vor Kälte und Zugluft. Erstverschlimmerungseffekte wie bei der Homöopathie treten bei der Akupressur nicht auf, Kreislaufreaktionen wie bei der Akupunktur sind ausgesprochen selten.

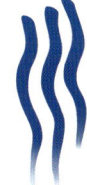

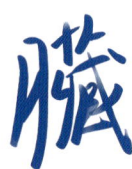

● Leerezustand: Der Akupressur-punkt ist auf Druck schmerzlos und fühlt sich weich an.
● Unterschiede zwischen der rechten und linken Körperhälfte können ein energetisches Ungleichgewicht anzeigen.

Die Druckstärke

Im Allgemeinen soll jeder Punkt nur zart oder leicht akupressiert werden. Akupressur bedeutet nicht Pressen des Punktes! Wie stark muss man sich eine sanfte Massage vorstellen? Drücken Sie dazu bei geschlossenem Auge auf Ihr Lid und vibrieren Sie leicht. Wird der Druck unangenehm, haben Sie den sanften Bereich verlassen. Die weiteren Stufen zunehmender Druckstärke werden als leicht und kräftig bezeichnet. Ausgehend vom sanften Druck müssen die weiteren Druckstärken dem Alter und der Robustheit des Kindes angepasst werden.

Je jünger das Kind, desto sanfter der Druck

Wie wird akupressiert?

Die chinesische Medizin kennt eine Vielzahl verschiedener Grifftechniken, um einen Akupunkturpunkt zu behandeln. Im Behandlungsteil ab Seite 63 benötigen wir nur einige wenige.
● Drücken und kreisen (friktionieren): Sie drücken den Aku-

punkturpunkt mit der Fingerkuppe und führen kleine, schnell kreisende Bewegungen aus, etwa zwei Bewegungen pro Sekunde. Die Bewegungen werden in unseren Behandlungsvorschlägen nur im Uhrzeigersinn ausgeführt.
● Druckvibration: Sie ähnelt der Technik mit Drücken und Kreisen. Das Kreisen wird allerdings durch eine Vibration ersetzt, also durch schnelle, kleine Bewegungen über einem umschriebenen Ort. Beim Kreisen wird eine größere Hautfläche bewegt.

Verschiedene Akupressurtechniken: drücken und kreisen (a), reiben (b), schieben (c), streichen (d).

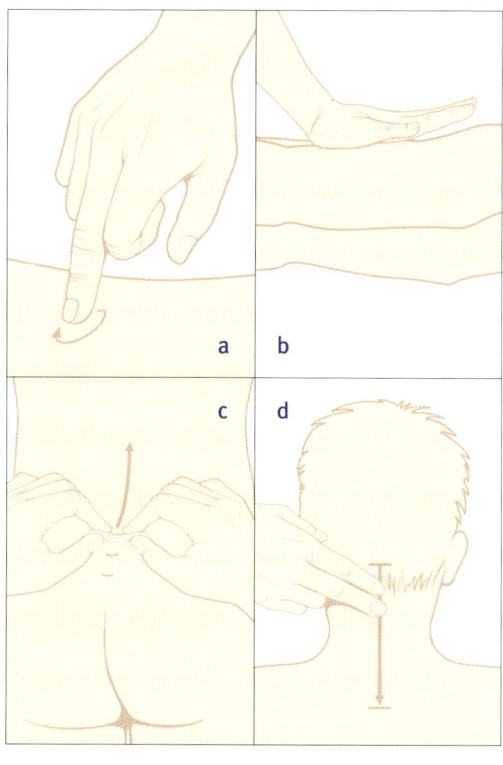

a b

c d

● Reiben: Die Reibetechnik kann mit den Fingerkuppen oder bei einer größeren Fläche mit dem Handballen ausgeführt werden. Je nach Angabe werden kleine oder große Kreise beschrieben. Entlang der Wirbelsäule bewegen Sie die Fingerkuppen leicht hinauf und hinunter.

● Streichen: Mit der Fingerkuppe von Zeige- und Mittelfinger streichen Sie mit sanftem Druck über die Haut. Die Bewegung soll rasch ausgeführt werden, etwa zwei Streichungen pro Sekunde. Die Bewegung des Streichens kann in Richtung Körpermitte (beruhigen/sedieren) oder weg von der Körpermitte nach außen (stärken/tonisieren) durchgeführt werden. Abwechselnde Bewegungen neutralisieren die Tuinazonen.

Techniken des Akupressierens

● Schieben einer Hautfalte: Im Bereich des Rückens wird zwischen Daumen und Zeigefinger eine Hautfalte gebildet und diese nach oben Richtung Kopf geschoben. Heben Sie die Falte möglichst rechts und links etwa zwei Querfinger neben der Wirbelsäule (Dornfortsatzreihe) ab.

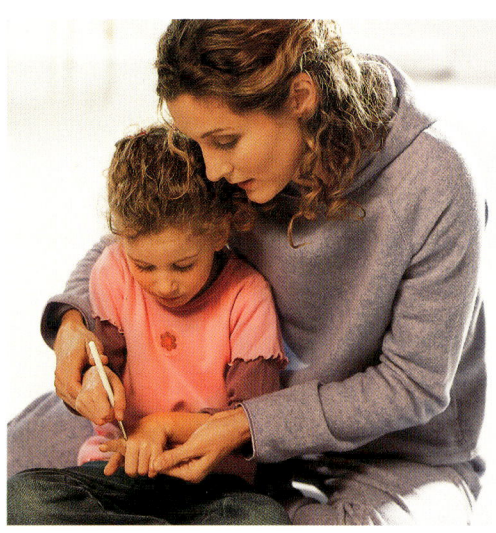

Akupressurstäbchen

Bei speziellen Anwendungen kann die Fingerkuppe eine zu große Fläche darstellen. Das gilt besonders für Anwendungen im Bereich des Ohres (siehe Seite 59). In diesem Fall bedienen Sie sich am besten spezieller Akupressurstäbchen (Fachhandel). Eine einfache Häkelnadel erfüllt den gleichen Zweck.

Statt eines Akupressurstäbchens können Sie auch eine Häkelnadel einsetzen.

Dauer der Akupressur

Im Vergleich zu Erwachsenen benötigen Kinder eine wesentlich kürzere Anwendungsdauer, denn sie reagieren im Allgemeinen schnell und intensiv auf die Akupressurreize. Je jünger das Kind, desto kürzer die benötigte Behandlungszeit.

Säuglinge (bis 1 Jahr):
● Gesamtbehandlungszeit: 1 bis 5 Minuten
● Zeit pro Akupunkturpunkt: bis zu 30 Sekunden

Kleinkinder (1 bis 6 Jahre):
● Gesamtbehandlungszeit: 3 bis 10 Minuten
● Zeit pro Akupunkturpunkt: 30 Sekunden bis 1 Minute
Schulkinder (ab 6 Jahre):
● Gesamtbehandlungszeit: 5 bis 15 Minuten
● Zeit pro Akupunkturpunkt: 1 Minute oder länger.

Bei der Massage von Tuinazonen wird die Dauer bei der jeweiligen Beschwerde angegeben. Sie kann zwischen 30 Sekunden und ein bis zwei Minuten liegen.

Diese Zeiten können nur Anhaltspunkte sein. Es bestehen erhebliche individuelle Unterschiede. Einem zarten, schwachen, weinerlichen Kind wird man vorsichtig dosierte Reize in kürzerer Zeit geben. Gleiches gilt für kranke Kinder. Kräftige und robuste Kinder benötigen tendenziell stärkere und längere Reize.

Das Gleiche gilt für die Schwere der Erkrankung. Bei schweren Leiden wird man länger und eventuell mehrmals am Tag behandeln als bei leichtem Unwohlsein. Ebenso verlangen vorbeugende Akupressurmassagen eine kürzere Einwirkzeit als heilende Therapien.

Die Druckstärke der kindlichen Konstitution anpassen

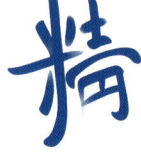

Für Fortgeschrittene

Sind Sie schon etwas fortgeschrittener und können Leere- und Füllezustände (siehe Seite 26) unterscheiden, gehen Sie folgendermaßen vor:

● Leerezustand (Akupunkturpunkt schmerzlos, weich): Sanfte, schwache Massage des Punktes stärkt (tonisiert) den Punkt (denken Sie an den Druck am Augenlid, nicht darüber hinausgehen).

● Füllezustand (Akupunkturpunkt schmerzempfindlich, straff, gespannt): etwas stärkere Akupressur beruhigt (sediert) den Punkt.

● Drücken und kreisen im Uhrzeigersinn (rechtsherum) stärkt (tonisiert) den Akupunkturpunkt.

● Drücken und kreisen gegen den Uhrzeigersinn (linksherum) beruhigt (sediert) den Akupunkturpunkt.

● Abwechselnde Bewegungen im und gegen den Uhrzeigersinn neutralisieren den Akupunkturpunkt.

Diese Unterteilung benötigen Sie für die Behandlung der Beschwerden ab Seite 63 nicht, dort werden nur stärkende (tonisierende) Techniken im Uhrzeigersinn verwendet.

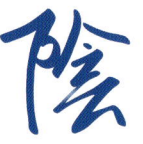

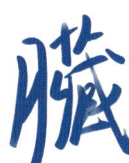

Zeitraum der Akupressur-behandlung

Ausschlaggebend sind die Angaben im Absatz »Dauer der Akupressur« (siehe Seite 53) zur »Zeit pro Akupunkturpunkt«. Länger als angegeben sollte nicht akupressiert werden, denn es besteht die Gefahr der Überstimulation der Punkte.

Ausnahmen sind Schmerzzustände wie Kopfschmerzen, Bauchschmerzen etc.; hier kann bis zum Eintritt einer Erleichterung therapiert werden.

Der vorbeugende Effekt

Heben Sie sich die Akupressur nicht nur für den Krankheitsfall auf. Eine der großen Stärken der Akupressur liegt in der vorbeugenden Wirkung. Der Verhinderung von Krankheiten durch Stärkung der körpereigenen Abwehrkräfte kommt in der chinesischen Medizin eine weitaus größere Bedeutung zu als in der westlichen Medizin. Die Programme zur Anregung eines freien Energieflusses können die allgemeine Leistungsfähigkeit, Konzentration und Gesunderhaltung stärken. Nutzen Sie diese Effekte durch eine möglichst frühzeitige Anwendung bei Ihrem Kind. Das kann viele Körperfunktionen positiv beeinflussen, den Körper

Mit Akupressur die Konzentration steigern

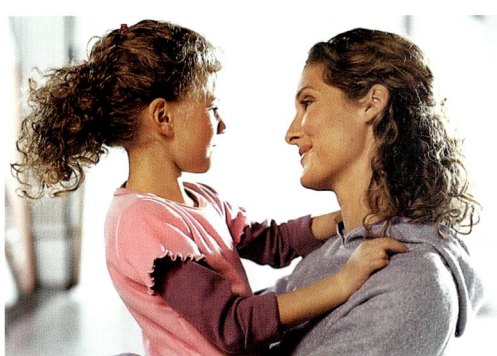

widerstandsfähiger machen, Krankheiten verhindern oder ihren Verlauf abschwächen. Bei Krankheiten mit gesetzmäßigem, nicht beeinflussbarem Verlauf kann zumindest Hilfestellung gegeben werden. Je geübter und automatisierter eine Akupressurbehandlung abläuft, desto effektiver kann sie im akuten Krankheitsfall angewandt werden.

Anleitung des Kindes zur Eigenbehandlung

Wie können Sie Ihr Kind für die Akupressur interessieren? Einmal, indem Sie möglichst frühzeitig, am besten schon im Babyalter, Ihrem Kind diese Erfahrung zukommen lassen. Sobald Ihr Kind verständig genug ist, im Allgemeinen ab dem dritten Lebensjahr, sollten Sie es aktiv in die Behandlung mit einbeziehen. Starten Sie mit einfachen Punkten und leicht nachvollziehbaren

Mit Akupressur können Sie Ihr Kind nicht nur heilen, sondern Krankheiten auch vorbeugen.

Programmen. Erklären Sie Ihrem Kind die Wirkung und den Zweck der Akupressur.

Ein Kind sollte immer auf natürliche Art bestimmte Verhaltensweisen erlernen, Interesse selbst entwickeln. Akupressurübungen dürfen dem Kind nicht aufgezwungen werden, das würde zu Abwehrverhalten führen. Ideal ist es, diese Übungen in das kindliche Spiel einzubinden. Am besten eignet sich der kindliche Drang zur Nachahmung. Erwachsene, die selbst Akupressur an sich ausüben, wecken das Interesse des Kindes am ehesten.

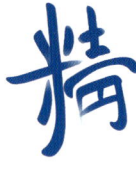

Andere Formen des Körperkontaktes

Von allen Formen des Körperkontaktes, wie Herumtragen, Streicheln, Massieren, Necken usw., weiß man, dass sie die motorische Entwicklung des Kindes fördern. Neben der Akupressur sollten Sie sich mit der Babymas-

> **WICHTIG**
> ## Der richtige Punkt
>
> Leider gibt es keine unmittelbare Kontrolle, ob die Punkte richtig waren, die man gedrückt hat. Im Gegensatz zur Akupunktur hat man aber bei der Akupressur ein ausreichend großes Areal zur Verfügung. Erfahrungsgemäß ist der Reiz groß genug, dass selbst bei Verfehlen des Punktes um einen Zentimeter durch die Vibration der Umgebungshaut der Akupressurpunkt noch ausreichend stimuliert wird, um eine Wirkung zu entfalten.

sage beschäftigen, die Sie natürlich auch bei älteren Kindern noch anwenden können. Scheuen Sie keine Zärtlichkeiten bei Kindern, sondern versuchen Sie diesen Kontakt möglichst häufig aufzunehmen.

Wann darf man nicht akupressieren?

- Über frischen Wunden, Verletzungen, Schwellungen, Entzündungen
- bei veränderter Haut bei Hauterkrankungen und entzündlich roten, überwärmten Bereichen
- sobald Schmerz auftritt, der dann als Warnzeichen gilt
- bei Organveränderungen, Tumoren

In Zweifelsfällen sollten Sie immer vorher einen Arzt befragen.

Spezielle Anwendungen

Die vier Schlüsselpunkte

Einige alte Meister der Akupunktur haben vier bestimmte Punkte als die Schlüsselpunkte bezeichnet, mit denen man sämtliche Krankheiten behandeln kann:

- Magen 36 (zusanli)
- Dickdarm 4 (hegu)
- Blase 40 (weizhong)
- Lunge 7 (lieque).

In der Tat sollten Sie sich diese Punkte einprägen, da sie eine breite therapeutische Wirksamkeit haben. Sie liegen im Bereich der Extremitäten (Unterarme oder Unterschenkel), weit weg vom Zentrum des Körpers. Solche peripheren Punkte können wesentlich effektiver den Energiefluss in den Meridianen beeinflussen als zentrale Punkte. Diese Punktkombination kann immer dann angewandt werden, wenn keine anderen Punkte zur Verfügung stehen. Natürlich ist die Wirkung umso spezifischer, je exakter man auf eine bestimmte Krankheit oder ein Unwohlsein eingehen kann.

Mit den Schlüsselpunkten lassen sich alle Krankheiten behandeln

Magen 36 (Dritter Weiler am Fluss, zusanli)

Ort: 3 Querfinger unterhalb der Kniescheibe (am besten tastbar bei gebeugtem Knie), 1 Querfinger Richtung Außenseite von der knöchernen Schienbeinkante entfernt
Druckart: drücken und vibrationsartig kreisen
Druckstärke: kräftig
Druckdauer: ca. 1 Minute

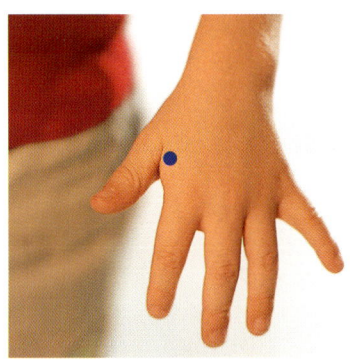

Magen 36

Dickdarm 4

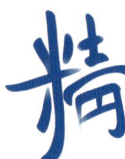

Dickdarm 4 (Vereinte Täler, hegu)

Ort: Erhöhung, die bei leicht aneinander gelegten Daumen und Zeigefinger am Ende der Daumen-Zeigefinger-Falte erscheint; zur Behandlung den Daumen etwas abspreizen und in Richtung Handfläche, vom Daumen weg, drücken
Druckart: drücken und kreisen
Druckstärke: leicht
Druckdauer: ca. 1 Minute

Blase 40 (Die Mitte der Staugewässer, weizhong)

Ort: Kniekehle, bei leicht gebeugtem Knie in der Mitte der queren Beugefalte
Druckart: drücken und kreisen

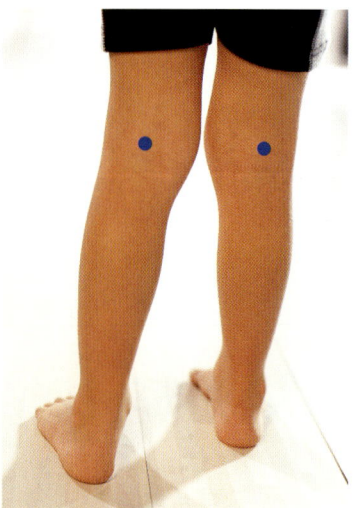

Blase 40

Druckstärke: kräftig
Druckdauer: ca. 1 Minute

Lunge 7 (Reihe von Lücken, lieque)

Ort: an der daumenseitigen Innenfläche des Unterarms, ca. 2 Querfinger von der Handgelenksbeugefalte entfernt
Druckart: drücken und kreisen
Druckstärke: leicht
Druckdauer: ca. 1 Minute

Behandlung einer geschwächten Mutter

Auf Seite 41 haben wir die energetische Verbindung zwischen einer Mutter und ihrem Kleinkind dargestellt. In den ersten zwei bis drei Jahren sollte bei Krankheiten des Kindes die Mutter zur Wiederherstellung ihres energetischen Gleichgewichts mitbehandelt werden. Folgende zwei Punkte eignen sich:

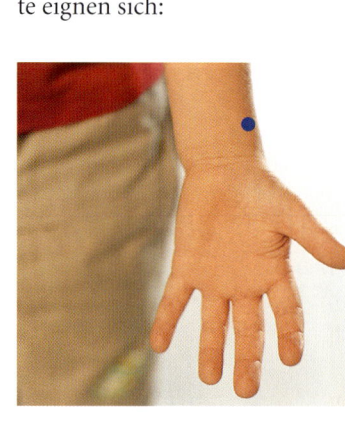

Lunge 7

Magen 36 (Dritter Weiler am Fluss, zusanli)

Ort: 3 Querfinger (hier der Mutter) unterhalb der Kniescheibe (am besten tastbar bei gebeugtem Knie), 1 Querfinger Richtung Außenseite von der knöchernen Schienbeinkante entfernt
Druckart: drücken und vibrationsartig kreisen
Druckstärke: kräftig
Druckdauer: ca. 1 Minute

Foto siehe
Seite 57

Konzeptionsgefäß 12 (Sammlungspunkt des Funktionskreises Magen, weimu)

Ort: in der Mitte zwischen Brustbein und Bauchnabel
Druckart: drücken und vibrationsartig kreisen
Druckstärke: kräftig
Druckdauer: ca. 1 Minute

Foto siehe
Seite 77

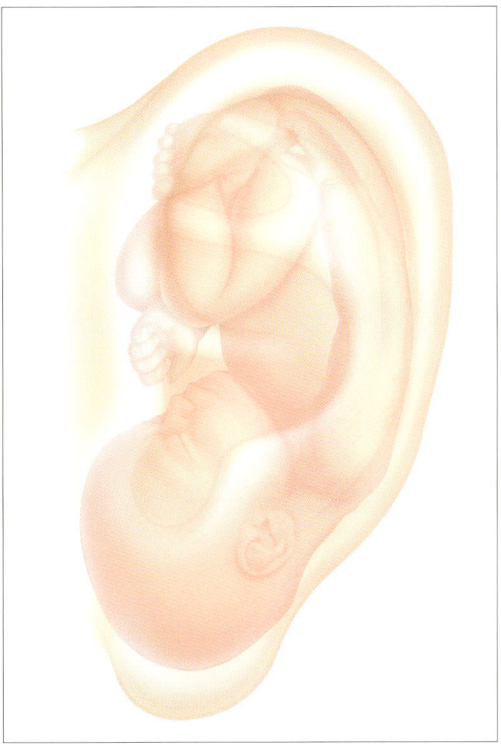

Ohrakupressur

In der Akupunkturlehre kennt man verschiedene Körperbereiche, die den gesamten Körper in einer umschriebenen Region abbilden. Einen sehr wichtigen Bereich stellt das Ohr dar. Eine Vielzahl von Ohrpunkten repräsentieren bestimmte Körperregionen und können hormonelle, psychische und emotionale Wirkungen hervorrufen. Die Punkte im Ohr korrespondieren mit Organpunkten. In bestimmten Fällen sind sie wirkungsvoller als die entsprechenden Körperpunkte. Bereits im alten China waren einige dieser Punkte bekannt. Ausgehend davon stellte der französische Arzt Dr. Paul Nogier in den 50er-Jahren ein vollständiges Behandlungssystem mit vielen neuen Punkten auf.

In der Akupressur für Kinder verwenden wir Ohrpunkte für Bauchschmerzen (siehe Seite 73), Hüftgelenksschmerzen sowie bei Angstzuständen (siehe Seite 69).

Der Embryo versinnbildlicht nach Nogier die Projektion des menschlichen Körpers auf das Ohr.

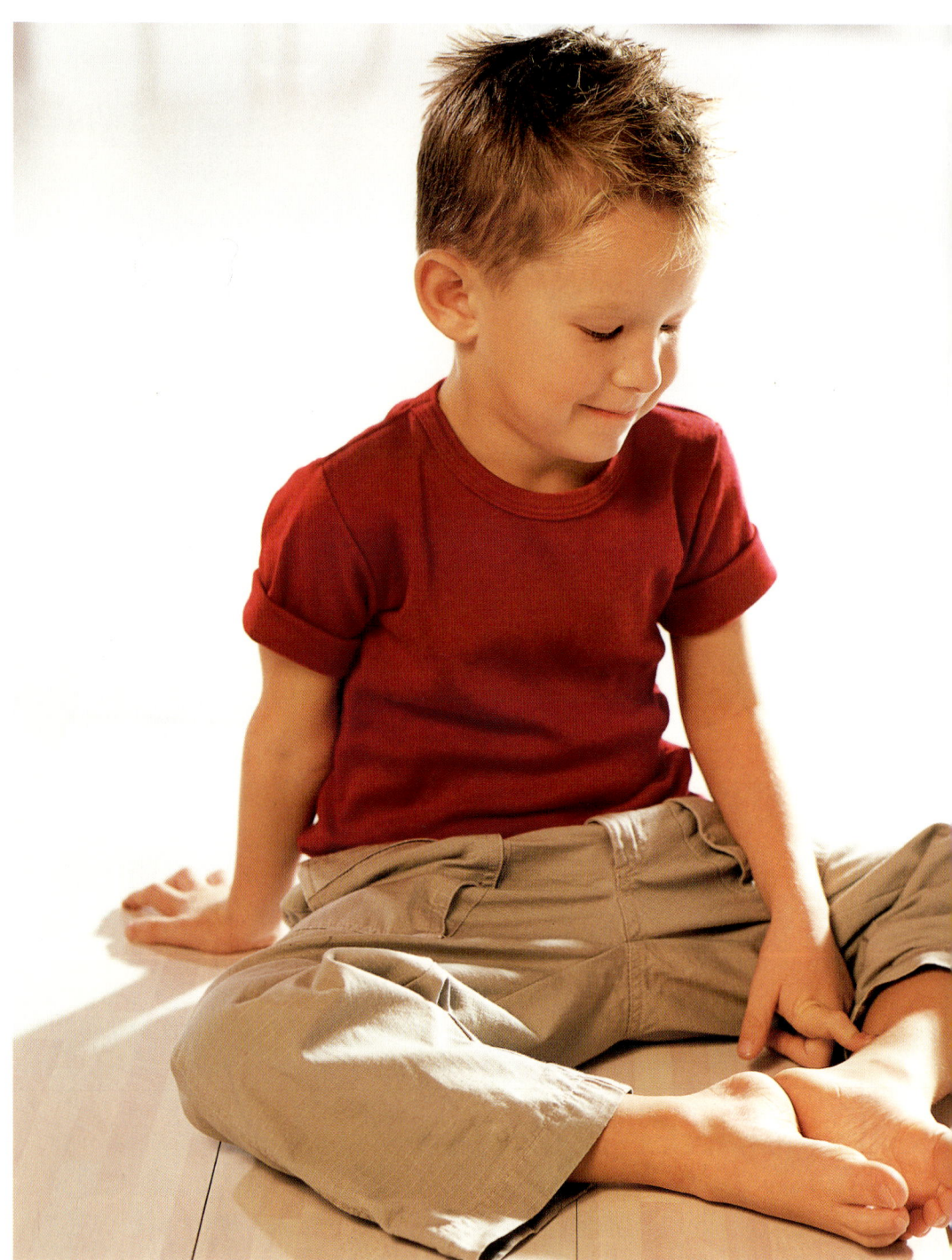

Beschwerden von A – Z

Bei den Beschwerdenbildern im folgenden Kapitel werden Akupressurpunkte und Tuinazonen unterschieden. Die Akupressurpunkte eignen sich sowohl zur Elternbehandlung als auch Kindereigenbehandlung. Die Tuinazonen werden nur von den Eltern oder anderen Bezugspersonen behandelt.
In der Punktauswahl gibt es je nach Lehrrichtung höchst unterschiedliche Punktkombinationen in der Akupressur und Tuinabehandlung. Ausgewählt wurden möglichst einfache, leicht nachvollziehbare Kombinationen, die sich in der Praxis als besonders wirkungsvoll erwiesen haben.

Die Behandlung

Bevor Sie starten, sollten Sie sich im Kapitel »Akupressurpraxis bei Kindern« (ab Seite 48) nochmals die wichtigsten Regeln und Tipps in Erinnerung rufen.

Wie oft am Tag akupressieren?

● Bei akuten Erkrankungen oder starken Beschwerden sollte man täglich einmal behandeln, am besten morgens, da hier der Körper besonders gut reagiert. Auch jede andere Tageszeit ist möglich. Maximal können Sie bis zu dreimal täglich behandeln, dann aber über den Tag verteilt.
● Bei chronischen Erkrankungen sollte man ein- bis zweimal pro Woche behandeln. Nach etwa zehn Behandlungen (fünf Wochen) ist eine Pause von ein bis zwei Wochen notwendig, um den Körper nicht zu überreizen. Therapiepausen dienen der Wirkungssteigerung und Regeneration des Körpers.

Wie lange insgesamt akupressieren?

Angaben zur Gesamtbehandlungsdauer finden Sie auf Seite 53 (Dauer der Akupressur). Die Angaben zur Behandlungsdauer in den Krankheitsbildern der Seiten 63 bis 123 beziehen sich auf Kleinkinder (1 bis 6 Jahre). Für Säuglinge (bis 1 Jahr) sollten die Angaben halbiert, für Schulkinder (ab 6 Jahren) beibehalten oder verdoppelt werden.

Was Sie sonst noch beachten müssen

● Im Allgemeinen werden die Punkte beider Körperseiten akupressiert, außer es ist anders vermerkt. Im Bereich der Arme findet man in Lehrbüchern oftmals Behandlungsbeschreibungen nur einer Seite. In unseren Therapiebeispielen werden immer beide Seiten behandelt.
● Die Angabe »Querfinger« (= 1 cun, siehe Seite 49) bezieht sich immer auf den Daumen des Kindes.
● Die Richtung der Kreisbewegungen ist ausnahmslos im Uhrzeigersinn (rechtsherum).
● Drücken und massieren Sie die Punkte und Tuinazonen immer in der angegebenen Reihenfolge. Die Praxis hat gezeigt, dass dies besonders wirkungsvoll ist.

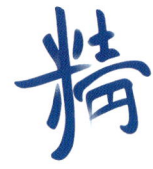

Allergien

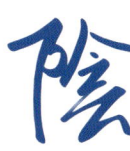

Als Allergie wird eine Überempfindlichkeit des Körpers gegen bestimmte Stoffe (Allergene) bezeichnet, wie chemische Stoffe, Pollen, Nahrungsmittel, Tierhaare, Milbenstaub, Schimmelpilze, Tabakrauch, Abgase. Auch körpereigene Substanzen können Allergien auslösen und zu Erkrankungen wie Asthma und Neurodermitis führen. Bei Kontakt mit diesen Stoffen können viele unterschiedliche Symptome auftreten. Unter »Allergien« finden Sie alle Erkrankungen, die zum allergischen Formenkreis gehören.

Heuschnupfen

Dickdarm 4 (Vereinte Täler, hegu)
Ort: Erhöhung, die bei leicht aneinander gelegten Daumen und Zeigefinger am Ende der Daumen-Zeigefinger-Falte erscheint; zur Behandlung den Daumen etwas abspreizen und in Richtung Handfläche, vom Daumen weg, drücken
Druckart: drücken und kreisen
Druckstärke: leicht
Druckdauer: ca. 1 Minute

Dickdarm 20 (Empfangen der Wohlgerüche, yingxiang)
Ort: am unteren Außenrand des Nasenflügels
Druckart: drücken und kreisen
Druckstärke: leicht
Druckdauer: ca. 1 Minute

Lunge 7 (Reihe von Lücken, lieque)
Ort: an der daumenseitigen Innenfläche des Unterarms, ca. 2 Querfinger von der Handgelenksbeugefalte entfernt
Druckart: drücken und kreisen
Druckstärke: leicht
Druckdauer: ca. 1 Minute

Foto siehe
Seite 64

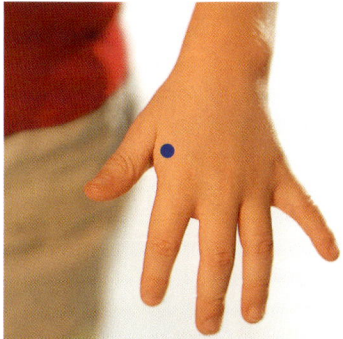

Dickdarm 4

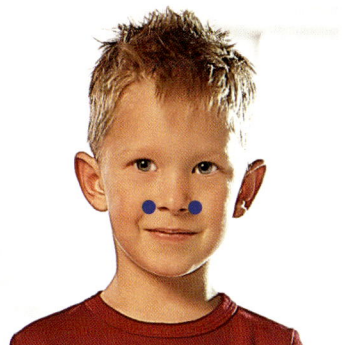

Dickdarm 20

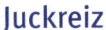

Leber 3 (Die mächtige große Straße, taichong)
Ort: am Fußrücken, ca. 1,5 Querfinger oberhalb der Zwischenzehenfalte zwischen Großzehe und zweiter Zehe
Druckart: drücken und kreisen
Druckstärke: leicht
Druckdauer: ca.1 Minute

Gallenblase 39 (Die herabhängende Glocke, xuanzhong)
Ort: ca. 3 Querfinger oberhalb des Außenknöchels, mittig an der Außenseite des Unterschenkels
Druckart: drücken und kreisen
Druckstärke: kräftig
Druckdauer: ca.1 Minute

Juckreiz

Dickdarm 11 (Gekrümmter Teich, quchi)
Ort: bei rechtwinklig gebeugtem Ellenbogen am äußeren Ende der Ellenbogenfalte
Druckart: drücken und kreisen

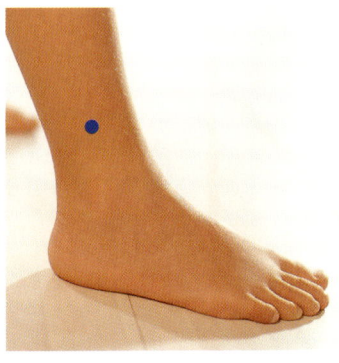

Gallenblase 39

Druckstärke: kräftig
Druckdauer: ca. 1 Minute

Milz 10 (Meer des Xue, xuehai)
Ort: ca. 2 Querfinger oberhalb der Kniescheibe, vorderes Drittel an der Oberschenkelinnenseite
Druckart: drücken und kreisen
Druckstärke: kräftig
Druckdauer: ca. 1 Minute

Blase 40 (Die Mitte der Staugewässer, weizhong)
Ort: Kniekehle, bei leicht gebeugtem Knie in der Mitte der queren

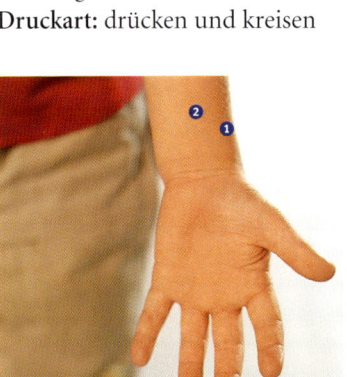

❶ Lunge 7,
❷ Kreislauf 6

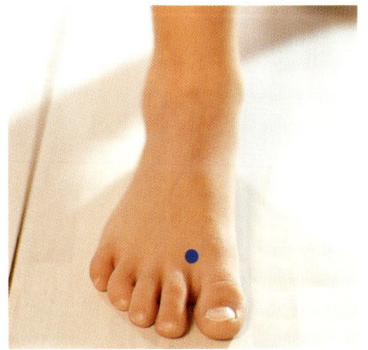

Leber 3

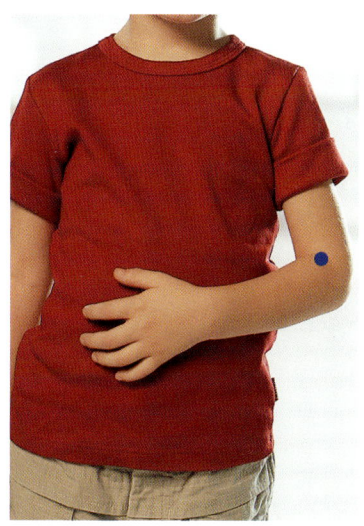

Dickdarm 11

Beugefalte
Druckart: drücken und kreisen
Druckstärke: kräftig
Druckdauer: ca. 1 Minute

Asthma bronchiale

Akupressurpunkte

Extrapunkt 10 (Asthmaerleichterung, dingchuan)
Ort: Fahren Sie mit dem Finger entlang der Dornfortsatzreihe (Erhebungen entlang der Wirbelsäule) zwischen Halswirbelsäule und Brustwirbelsäule. Der Dornfortsatz des 7. Halswirbels befindet sich in etwa auf Schulterhöhe, er steht besonders stark hervor. Beugt sich das Kind leicht nach vorn, ist er deutlicher spürbar. Der Punkt liegt 1/2 Querfinger neben dem Dornfortsatz.
Druckart: drücken und kreisen
Druckstärke: kräftig
Druckdauer: ca. 1 Minute oder länger

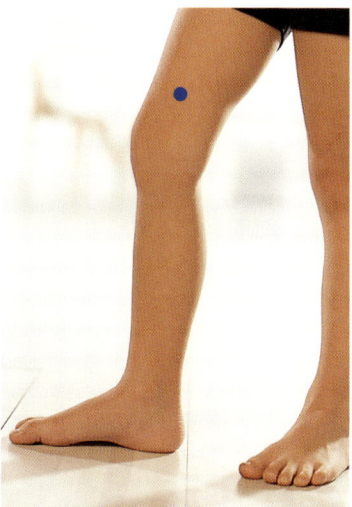

Milz 10

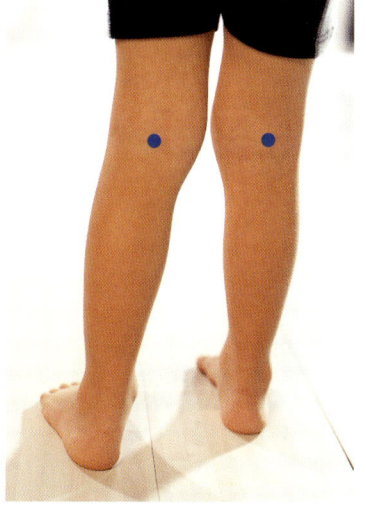

Blase 40

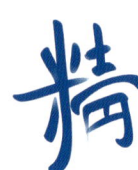

Kreislauf 6 (Inneres Passtor, neiguan)

Ort: ca. 3 Querfinger unterhalb der Handgelenksbeugefalte auf dem innenseitigen Unterarm, mittig zwischen zwei Sehnen
Druckart: drücken und kreisen
Druckstärke: leicht
Druckdauer: ca. 1 Minute

Leber 3 (Die mächtige große Straße, taichong)

Ort: am Fußrücken, ca. 1,5 Querfinger oberhalb der Zwischenzehenfalte zwischen Großzehe und zweiter Zehe
Druckart: drücken und kreisen
Druckstärke: leicht
Druckdauer: ca. 1 Minute

Konzeptionsgefäß 22 (Bresche des Himmels, tiantu)

Ort: mittig am oberen Ende des Brustbeins, Druck Richtung Knochen, nicht Richtung Hals
Druckart: zart klopfen
Druckstärke: kräftig
Druckdauer: ca. 30 Sekunden

Tuinazonen

Tuinazone oberes Schulterblatt

Ort: Zwischen den oberen zwei Dritteln des Schulterblattes und der Wirbelsäule. Massieren Sie mehrere Querfinger über das Schulterblatt hinaus.
Massageart: reiben mit den Fingerkuppen mehrerer Finger rechts und links gleichzeitig, in Längsrichtung auf und ab
Massagestärke: kräftig
Massagedauer: ca. 1 Minute

Tuinazone Brustbein

Ort: untere Hälfte des Brustbeins
Massageart: reiben mit den Fin-

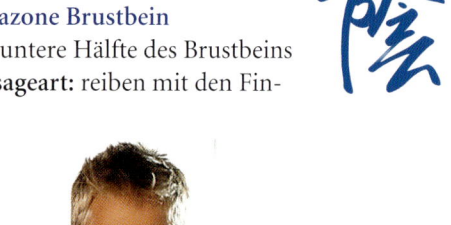

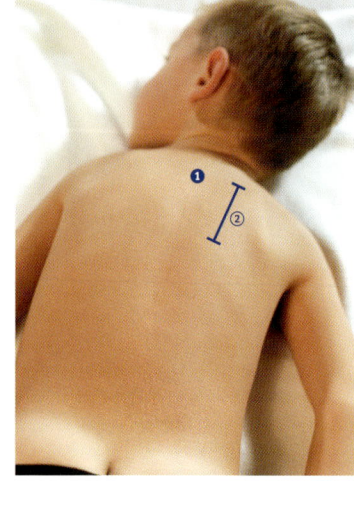

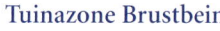

❶ Extrapunkt 10,
② Tuinazone oberes Schulterblatt

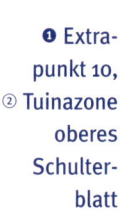

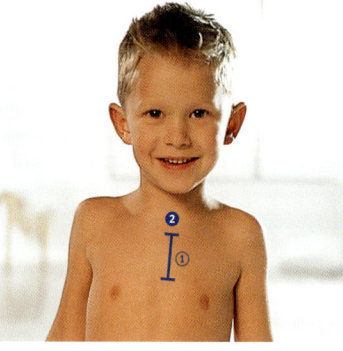

① Tuniazone Brustbein,
❷ Konzeptionsgefäß 22

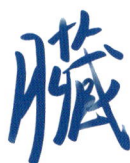

gerkuppen mehrerer Finger, in
Längsrichtung auf und ab
Massagestärke: kräftig
Massagedauer: ca. 1 Minute

Neurodermitis

Dickdarm 4 (Vereinte Täler, hegu)

Ort: Erhöhung, die bei leicht aneinander gelegten Daumen und
Zeigefinger am Ende der Daumen-Zeigefinger-Falte erscheint;
zur Behandlung den Daumen etwas abspreizen und in Richtung
Handfläche, vom Daumen weg,
drücken
Druckart: drücken und kreisen
Druckstärke: leicht
Druckdauer: ca. 1 Minute

Foto siehe
Seite 63

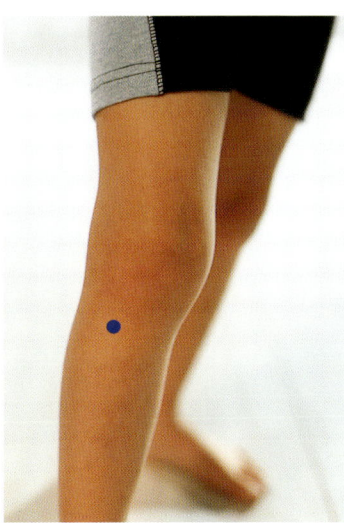

Magen 36

Blase 40 (Die Mitte der Stau-gewässer, weizhong)

Ort: Kniekehle, bei leicht gebeug-
tem Knie in der Mitte der queren
Beugefalte
Druckart: drücken und kreisen
Druckstärke: kräftig
Druckdauer: ca. 1 Minute

Milz 10 (Meer des Xue, xuehai)

Ort: ca. 2 Querfinger oberhalb
der Kniescheibe, vorderes Drittel
an der Oberschenkelinnenseite
Druckart: drücken und kreisen
Druckstärke: kräftig
Druckdauer: ca. 1 Minute

Magen 36 (Dritter Weiler am Fluss, zusanli)

Ort: 3 Querfinger unterhalb der
Kniescheibe (am besten tastbar
bei gebeugtem Knie), 1 Querfinger Richtung Außenseite von der
knöchernen Schienbeinkante
entfernt
Druckart: drücken und vibrationsartig kreisen
Druckstärke: kräftig
Druckdauer: ca. 1 Minute

Dickdarm 11 (Gekrümmter Teich, quchi)

Ort: bei rechtwinklig gebeugtem
Ellenbogen am äußeren Ende der
Ellenbogenfalte
Druckart: drücken und kreisen
Druckstärke: kräftig
Druckdauer: ca. 1 Minute

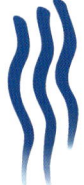

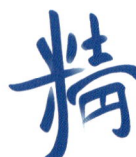

Angstzustände

Man muss echte Angstzustände eines Kindes, die plötzlich und grundlos auftreten und auf jeden Fall therapeutisch abgeklärt werden müssen, von allgemeiner Ängstlichkeit unterscheiden. Übervorsichtigen oder ängstlichen Kindern kann mit der Akupressur durchaus geholfen werden. Auch die Prüfungsangst bei Schulkindern kann gut behandelt werden.

Akupressurpunkte

Herz 7 (Straße zur Heiterkeit, shenmen)

Ort: Innenseite des Handgelenks an der Beugefalte auf der Seite des kleinen Fingers, in einer Vertiefung zwischen zwei fühlbaren Sehnen. Das Handgelenk sollte leicht gebeugt werden.
Druckart: drücken und kreisen
Druckstärke: sanft

Druckdauer: ca. 1 Minute auf jeder Seite

Kreislauf 6 (Inneres Passtor, neiguan)

Ort: ca. 3 Querfinger unterhalb der Handgelenksbeugefalte auf dem innenseitigen Unterarm, mittig zwischen zwei Sehnen
Druckart: drücken und kreisen
Druckstärke: leicht
Druckdauer: ca. 1 Minute

Magen 36 (Dritter Weiler am Fluss, zusanli)

Ort: 3 Querfinger unterhalb der Kniescheibe (am besten tastbar bei gebeugtem Knie), 1 Querfinger Richtung Außenseite von der knöchernen Schienbeinkante entfernt

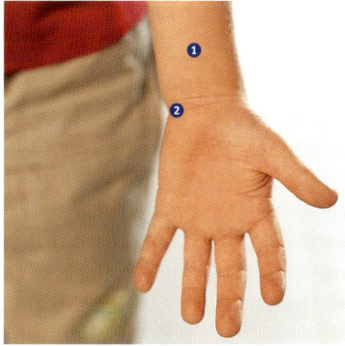

❶ Kreislauf 6,
❷ Herz 7

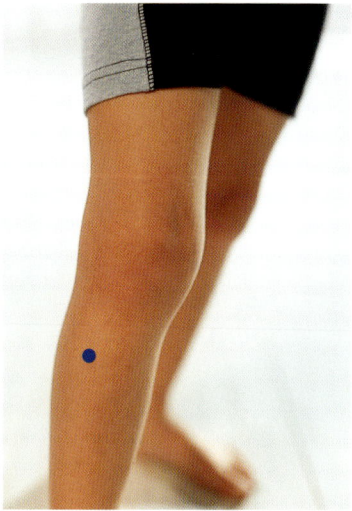

Magen 36

Druckart: drücken und vibrationsartig kreisen
Druckstärke: kräftig
Druckdauer: ca. 1 Minute

Tuinazonen

Tuinazone Schulterblatt
Ort: zwischen dem unteren Drittel des Schulterblattes und der Wirbelsäule
Massageart: reiben mit den Fingerkuppen mehrerer Finger rechts und links gleichzeitig, auf und ab entlang der Wirbelsäule
Massagestärke: leicht
Massagedauer: ca. 1–2 Minuten

Tuinazone Stirn
Ort: von der Mitte zwischen den Augenbrauen bis zum Haaransatz

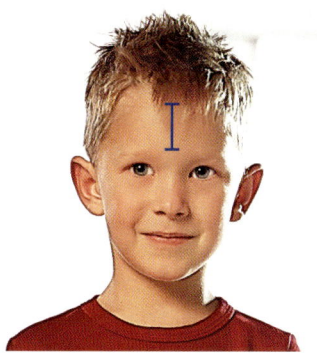

Tuinazone
Stirn

Massageart: streichen, mit dem Daumen Richtung Haaransatz
Massagestärke: leicht
Massagedauer: ca. 30 Sekunden

Tuinazone Ohr
Ort: obere Ohrspitze und Ohrläppchen
Massageart: ziehen; die obere Ohrspitze mit Zeigefinger und Daumen leicht nach oben ziehen, dann die untere Spitze des Ohrläppchens nach unten ziehen
Massagestärke: leicht
Massagedauer: ca. 30 Sekunden

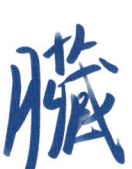

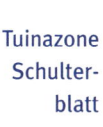

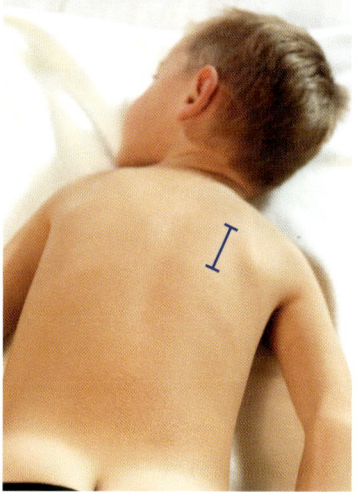

Tuinazone
Schulter-
blatt

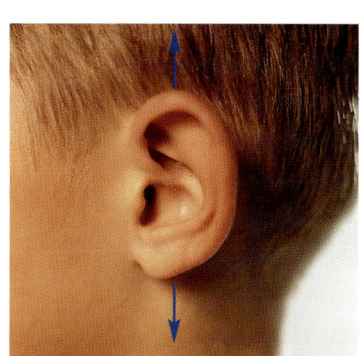

Tuinazone
Ohr

Appetitlosigkeit

Appetitlosigkeit ist ein normaler Begleiter bei vielen Erkrankungen. Ausgeprägter Appetitmangel, der zu Untergewicht führt, muss ärztlich abgeklärt werden. Im Allgemeinen wird seitens der Eltern den Kindern zu viel Nahrung angeboten. Kinder haben ein natürliches Hunger- und Sättigungsgefühl, das von Erwachsenen respektiert werden sollte.

Akupressurpunkt

Magen 36 (Dritter Weiler am Fluss, zusanli)
Ort: 3 Querfinger unterhalb der Kniescheibe (am besten tastbar bei gebeugtem Kniegelenk), 1 Querfinger Richtung Außenseite von der knöchernen Schienbeinkante entfernt
Druckart: drücken und vibrationsartig kreisen
Druckstärke: kräftig
Druckdauer: ca. 1 Minute

Tuinazonen

Tuinazone Handinnenfläche
Ort: im Bereich der Handinnenfläche kreisförmig im Abstand von ca. 1 Querfinger von einem gedachten Mittelpunkt aus
Massageart: streichen
Massagestärke: leicht
Massagedauer: ca. 1 Minute

Tuinazone Daumenballen
Ort: Daumenballen in einer Linie vom Handgelenk zum Daumengrundgelenk
Massageart: streichen
Massagestärke: leicht
Massagedauer: ca. 1 Minute

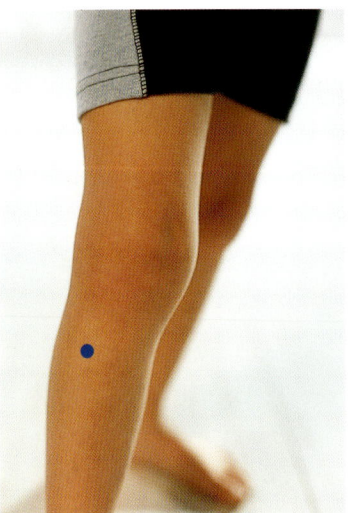

Magen 36

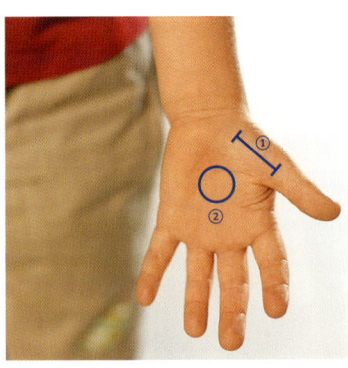

Tuinazonen ① Daumenballen und ② Handinnenfläche

Aufmerksamkeits-
störungen

Die Aufmerksamkeitsstörung
(ADS = Attention Deficiency
Syndrome) oder das Hyperakti-
vitätssyndrom ist eine umstritte-
ne Erkrankung, die schwer ein-
zuordnen und abgrenzbar ist.
Es gibt fließende Übergänge von
normalem zu auffälligem Verhalten. Die betroffenen Kinder sind
ständig in Bewegung, aggressiv,
quengeln viel und weisen deutliche Konzentrationsstörungen
auf. Die Fähigkeit, zur Ruhe zu
kommen und sich auf eine Sache
zu konzentrieren, ist stark eingeschränkt. Das klassische Bild wird
als Zappelphilipp im Struwwel-
peter beschrieben. Es scheint einen Zusammenhang mit dem
Hormon Dopamin zu geben. Bei
schweren Fällen können Medikamente gegeben werden, bei leichten Formen sind diese fehl am

Platz. Die Aufmerksamkeitsstörung gehört zum Symptomen-
komplex der minimalen Hirnleis-
tungsstörungen. Neben anderen
Therapien kann der Akupressur
ein wichtiger Stellenwert zukommen.

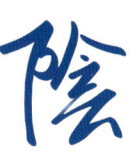

Herz 7 (Straße zur Heiterkeit, shenmen)

Ort: Innenseite des Handgelenks
an der Beugefalte auf der Seite
des kleinen Fingers, in einer Vertiefung zwischen zwei fühlbaren
Sehnen. Das Handgelenk sollte
leicht gebeugt werden.
Druckart: drücken und kreisen
Druckstärke: sanft
Druckdauer: ca. 1 Minute auf
jeder Seite

Leber 2 (Der Zwischenraum des Gehens, xingjian)

Ort: am Fuß leicht oberhalb der
Zwischenzehenfalte zwischen
Großzehe und zweiter Zehe
Druckart: drücken und kreisen

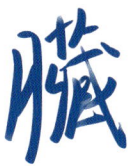

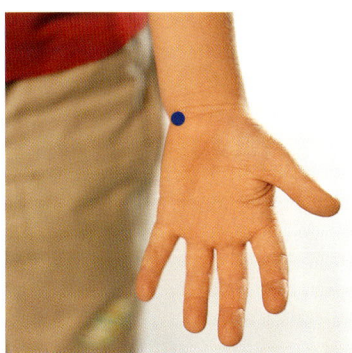

Herz 7

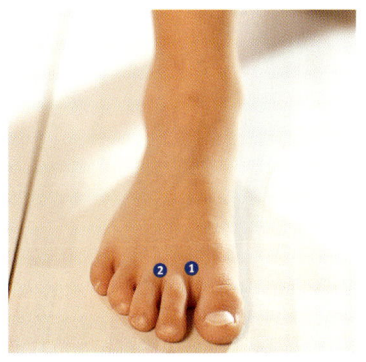

❶ Leber 2,
❷ Magen 44

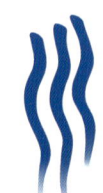

Druckstärke: leicht
Druckdauer: ca. 1 Minute auf jeder Seite

Magen 44 (Innere Vorhalle, neiting)

Ort: am Fuß leicht oberhalb der Zwischenzehenfalte zwischen zweiter und dritter Zehe
Druckart: drücken und kreisen
Druckstärke: leicht
Druckdauer: ca. 1 Minute auf jeder Seite

Dickdarm 4 (Vereinte Täler, hegu)

Ort: Erhöhung, die bei leicht aneinander gelegten Daumen und Zeigefinger am Ende der Daumen-Zeigefinger-Falte erscheint; zur Behandlung den Daumen etwas abspreizen und in Richtung Handfläche, vom Daumen weg, drücken
Druckart: drücken und kreisen
Druckstärke: leicht
Druckdauer: ca. 1 Minute

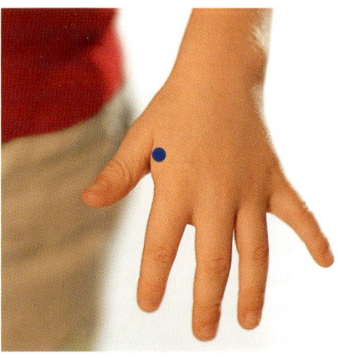

Dickdarm 4

Bauchschmerzen

Bauchschmerzen gehören zu den häufigsten Symptomen, mit denen Kinder im Alter von fünf bis zehn Jahren Kinderärzten vorgestellt werden. In 80 bis 90 Prozent der Fälle handelt es sich um so genannte funktionelle Beschwerden, denen kein organisches Leiden zu Grunde liegt.

Akupressurpunkte

Magen 25 (Angel des Himmels, tianshu)

Ort: ca. 2 Querfinger rechts und links neben dem Bauchnabel
Druckart: drücken und kreisen
Druckstärke: leicht
Druckdauer: ca. 1 Minute auf jeder Seite

Konzeptionsgefäß 10 (Punkt des Magenausgangs, xiawan)

Ort: 2 Querfinger oberhalb des Bauchnabels
Druckart: drücken und vibrationsartig kreisen
Druckstärke: kräftig
Druckdauer: ca. 20 Sekunden

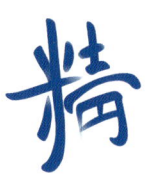

Konzeptionsgefäß 6 (Meer des Qi, qihai)

Ort: 2 Querfinger unterhalb des Bauchnabels
Druckart: drücken und vibrationsartig kreisen
Druckstärke: kräftig

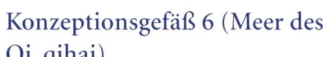

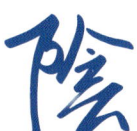

Druckdauer: ca. 20 Sekunden

Magen 36 (Dritter Weiler am Fluss, zusanli)

Ort: 3 Querfinger unterhalb der Kniescheibe (am besten tastbar bei gebeugtem Kniegelenk), 1 Querfinger Richtung Außenseite von der knöchernen Schienbeinkante entfernt
Druckart: drücken und vibrationsartig kreisen
Druckstärke: kräftig
Druckdauer: ca. 1 Minute

Tuinazonen

Tuinazone Ohr

Der Nullpunkt am Ohr entspricht dem »Sonnengeflecht« (Plexus solaris), einem Nervengeflecht in der Tiefe des Bauches um den Bauchnabel herum.
Ort: am Anfang der aufsteigenden Ohrleiste aus der Ohrmulde
Massageart: drücken und kreisen
Massagestärke: leicht, mit einem Akupressurstäbchen
Massagedauer: ca. 30 Sekunden

Foto siehe
Seite 74

Tuinazone Bauchnabel

Ort: um den Nabel herum
Massageart: Reiben. Reiben Sie mit der flachen Hand kreisförmig um den Nabel herum. Die Reibezone befindet sich in einem Abstand von ca. 2 Querfingern vom

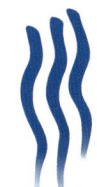

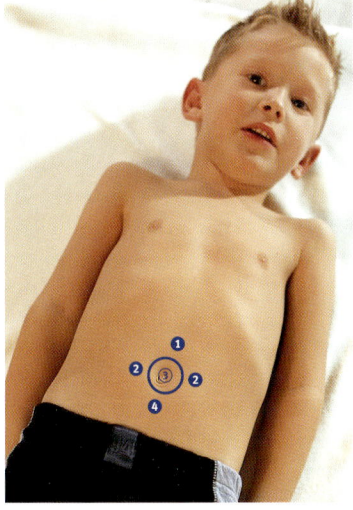

❶ Konzeptionsgefäß 10,
❷ Magen 25,
③ Tuinazone Bauchnabel,
❹ Konzeptionsgefäß 6

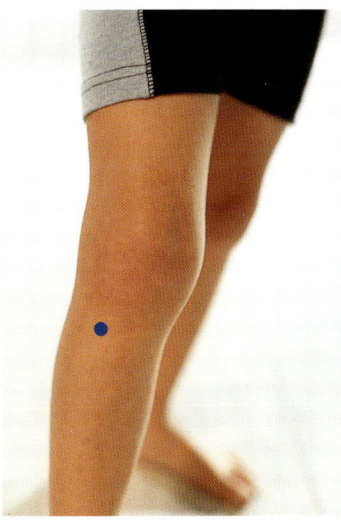

Magen 36

Nabel entfernt.
Massagestärke: leicht
Massagedauer: ca. 1 Minute

Tuinazone Handinnenfläche
Ort: im Bereich der Handinnenfläche kreisförmig im Abstand
von ca. 1 Querfinger von einem
gedachten Mittelpunkt aus
Massageart: streichen und
kreisen
Massagestärke: leicht
Massagedauer: ca. 1 Minute

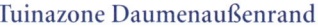

Tuinazone Daumenaußenrand
Ort: am Daumen, im Bereich
der Handinnenfläche an der
Außenseite
Massageart: Streichen Sie an der
Daumenaußenseite vom Dau-
menanfang bis zum Daumen-
ende hinab.
Massagestärke: leicht
Massagedauer: ca. 1 Minute

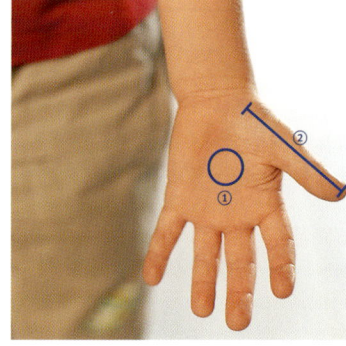

Tuinazonen
① Hand-
innenfläche
und
② Daumen-
außenrand

Tuinazone Unterarmaußenrand
Ort: Unterarminnenseite, am
daumenseitigen Außenrand
Massageart: Streichen. Streichen
Sie vom Handgelenk in Richtung
Ellenbogen.
Massagestärke: leicht
Massagedauer: ca. 1 Minute

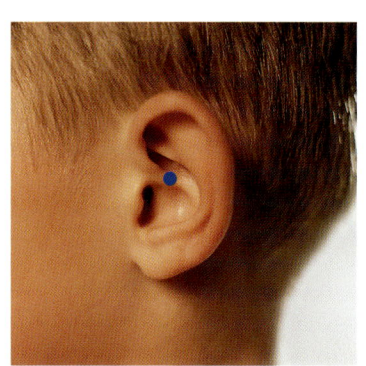

Tuinazone
Ohr

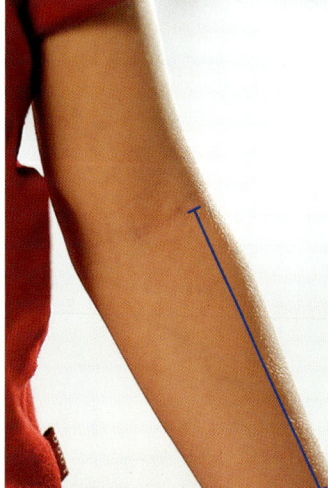

Tuinazone
Unterarm-
außenrand

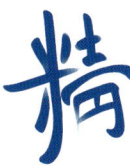

Blutarmut

Magen 36 (Dritter Weiler am Fluss, zusanli)

Ort: 3 Querfinger unterhalb der Kniescheibe (am besten tastbar bei gebeugtem Kniegelenk), 1 Querfinger Richtung Außenseite von der knöchernen Schienbeinkante entfernt
Druckart: drücken und vibrationsartig kreisen
Druckstärke: kräftig
Druckdauer: ca. 1 Minute

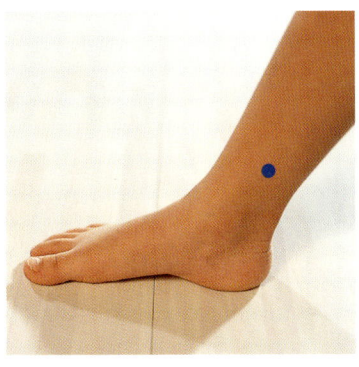

Milz 6

Druckstärke: leicht
Druckdauer: ca. 30 Sekunden

Milz 6 (Die Verbindung der drei Yin, sanyinjiao)

Ort: ca. 3 Querfinger oberhalb des Fußinnenknöchels, mittig an der Innenseite des Unterschenkels
Druckart: drücken und kreisen

Herz 7 (Straße zur Heiterkeit, shenmen)

Ort: Auf der Innenseite des Handgelenks an der Beugefalte auf der Seite des Kleinfingers, in einer Vertiefung zwischen zwei fühlbaren Sehnen. Das Handgelenk sollte leicht gebeugt werden.
Druckart: drücken und kreisen
Druckstärke: sanft
Druckdauer: ca. 1 Minute

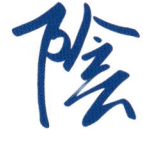

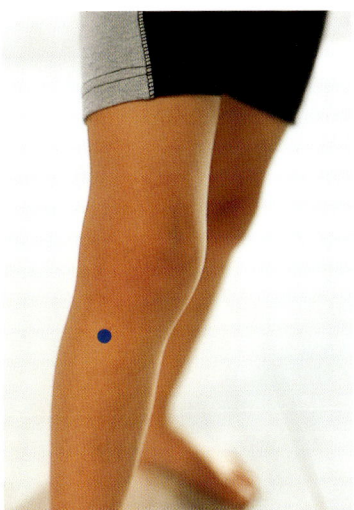

Magen 36

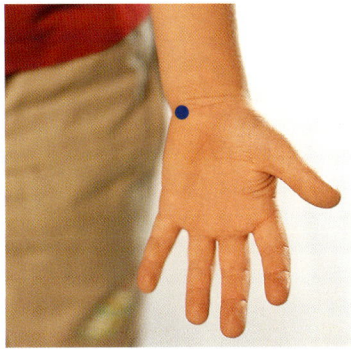

Herz 7

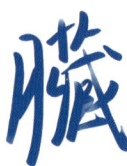

Durchfall

Bei Durchfall wird vom Kind zu häufig sehr weicher oder flüssiger Stuhl mit Schleim- oder Blutbeimengungen abgesetzt. Dem Durchfall können Bauchschmerzen oder Koliken vorangehen. Einfache Infekte, Begleitreaktionen oder falsche Nahrung können Auslöser sein. Gerade bei kleinen Kindern muss auf eine ausreichende Flüssigkeitszufuhr geachtet werden, Säuglinge sollten vom Arzt untersucht werden.

Akupressurpunkte

Magen 36 (Dritter Weiler am Fluss, zusanli)
Ort: 3 Querfinger unterhalb der Kniescheibe (am besten tastbar bei gebeugtem Kniegelenk), 1 Querfinger Richtung Außenseite von der knöchernen Schienbeinkante entfernt
Druckart: drücken und vibrationsartig kreisen
Druckstärke: kräftig
Druckdauer: ca. 1 Minute

Magen 25 (Angel des Himmels, tianshu)
Ort: ca. 2 Querfinger rechts und links neben dem Bauchnabel
Druckart: drücken und kreisen
Druckstärke: leicht
Druckdauer: ca. 1 Minute auf jeder Seite

Konzeptionsgefäß 12 (Sammlungspunkt des Funktionskreises Magen, weimu)
Ort: in der Mitte zwischen Brustbein und Bauchnabel
Druckart: drücken und vibrationsartig kreisen
Druckstärke: kräftig
Druckdauer: ca. 1 Minute

Tuinazonen

Tuinazone Bauchnabel
Ort: um den Nabel herum
Massageart: Reiben mit der flachen Hand kreisförmig um den Nabel. Die Reibezone befindet sich in einem Abstand von ca. 2 Querfingern vom Nabel entfernt.
Massagestärke: leicht
Massagedauer: ca. 1 Minute

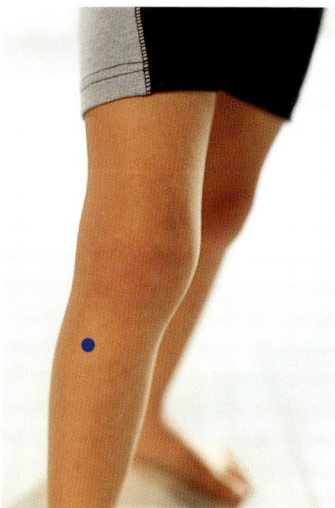

Magen 36

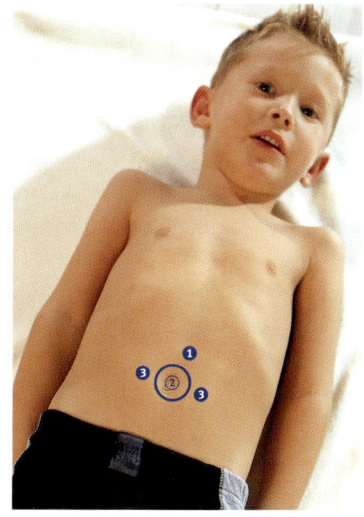

❶ Konzeptionsgefäß 12,
② Tuinazone Bauchnabel,
❸ Magen 25

Tuinazone Unterarmaußenrand
Ort: Unterarminnenseite, am daumenseitigen Außenrand
Massageart: streichen vom Handgelenk in Richtung Ellenbogen
Massagestärke: leicht
Massagedauer: ca. 1 Minute

Tuinazone Daumenaußenrand
Ort: am Daumen, im Bereich der Handinnenfläche an der Außenseite
Massageart: Streichen Sie an der Daumenaußenseite vom Daumenanfang bis zum Daumenende hinab.
Massagestärke: leicht
Massagedauer: ca. 1 Minute

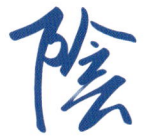

Tuinazone Handinnenfläche
Ort: im Bereich der Handinnenfläche kreisförmig im Abstand von ca. 1 Querfinger von einem gedachten Mittelpunkt aus
Massageart: streichen und kreisen
Massagestärke: leicht
Massagedauer: ca. 1 Minute

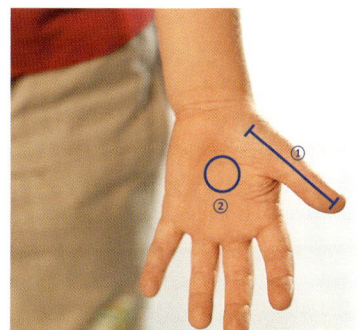

Tuinazonen
① Daumenaußenrand
und ② Handinnenfläche

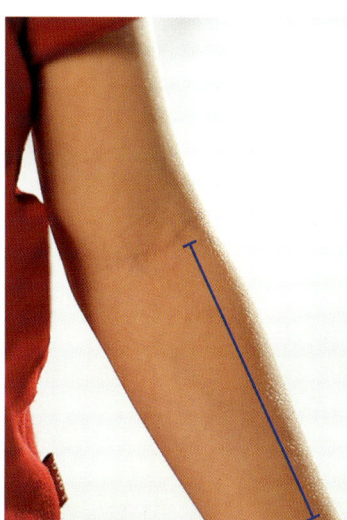

Tuinazone
Unterarmaußenrand

Einnässen/ Einkoten

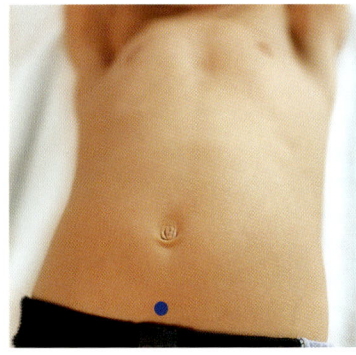

Konzeptionsgefäß 4

Akupressurpunkte

Herz 7 (Straße zur Heiterkeit, shenmen)
Ort: Innenseite des Handgelenks an der Beugefalte auf der Seite des kleinen Fingers, in einer Vertiefung zwischen zwei fühlbaren Sehnen
Druckart: drücken und kreisen
Druckstärke: sanft
Druckdauer: ca. 1 Minute auf jeder Seite

Kreislauf 6 (Inneres Passtor, neiguan)
Ort: ca. 3 Querfinger unterhalb der Handgelenksbeugefalte auf dem innenseitigen Unterarm, mittig zwischen zwei Sehnen
Druckart: drücken und kreisen
Druckstärke: leicht
Druckdauer: ca. 1 Minute

Konzeptionsgefäß 4 (Das erste Passtor, guanyuan)
Ort: ca. 3 Querfinger unterhalb des Bauchnabels
Druckart: drücken und kreisen
Druckstärke: leicht
Druckdauer: ca. 1 Minute

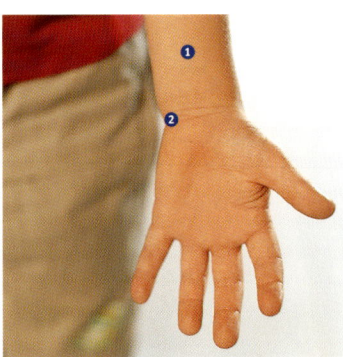
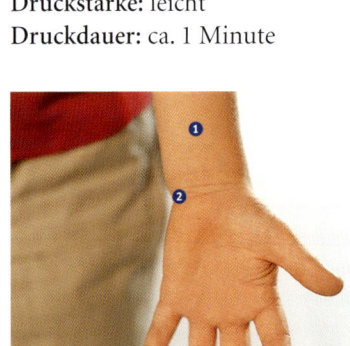

❶ Kreislauf 6,
❷ Herz 7

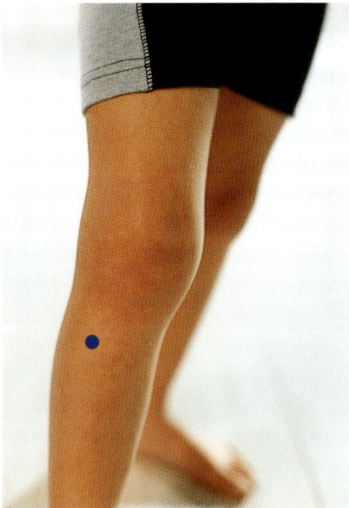

Magen 36

Magen 36 (Dritter Weiler am Fluss, zusanli)

Ort: 3 Querfinger unterhalb der Kniescheibe (gut tastbar bei ge-beugtem Knie), 1 Querfinger nach außen von der knöchernen Schienbeinkante entfernt
Druckart: drücken und vibra-tionsartig kreisen
Druckstärke: kräftig
Druckdauer: ca. 1 Minute

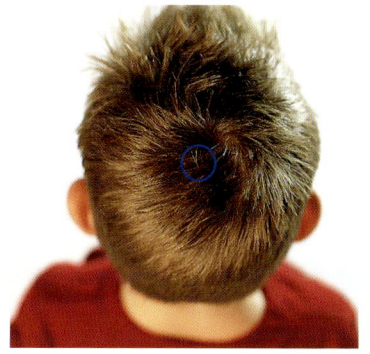

Tuinazone
bai hui

Tuinazonen

Tuinazone bai hui

Ort: auf der Mitte des Kopfes, in der Verlängerung der höchsten Punkte beider Ohren
Massageart: drücken und vibra-tionsartig kreisen
Massagestärke: leicht
Massagedauer: ca. 30 Sekunden

Tuinazone Handinnenrand und kleiner Finger

Ort: Außenrand des kleinen Fingers handflächenseitig

Massageart: streichen in Rich-tung kleiner Finger von innen nach außen
Massagestärke: leicht
Massagedauer: ca. 1 Minute

Tuinazone Handrücken

Ort: in der Mitte des Hand-rückens
Massageart: drücken und kreisen mit dem Daumen
Massagestärke: leicht
Massagedauer: ca. 1 Minute

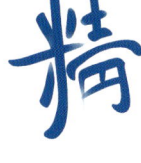

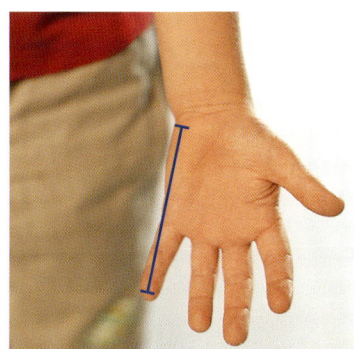

Tuinazone
Handinnen-
rand und
kleiner
Finger

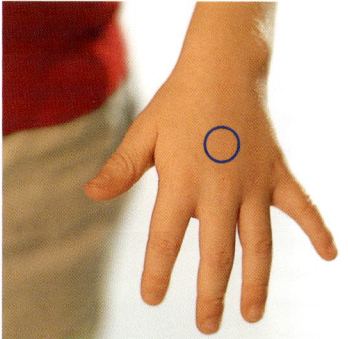

Tuinazone
Handrücken

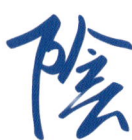

Erbrechen

Akupressurpunkte

Magen 25 (Angel des Himmels, tianshu)

Ort: ca. 2 Querfinger rechts und links des Bauchnabels
Druckart: drücken und kreisen
Druckstärke: leicht
Druckdauer: ca. 1 Minute auf jeder Seite

Magen 36 (Dritter Weiler am Fluss, zusanli)

Ort: 3 Querfinger unterhalb der Kniescheibe (am besten tastbar bei gebeugtem Kniegelenk), 1 Querfinger Richtung Außenseite von der knöchernen Schienbeinkante entfernt
Druckart: drücken und vibrationsartig kreisen
Druckstärke: kräftig
Druckdauer: ca. 1 Minute

WICHTIG

Erscheint das Kind sehr krank, lustlos, spielunwillig oder treten weitere Symptome auf, ist ein Arzt aufzusuchen. Bei stärkerem Erbrechen wie auch stärkerem Durchfall kann großer Flüssigkeitsverlust auftreten, der aufgefüllt werden sollte.

Kreislauf 6 (Inneres Passtor, neiguan)

Ort: ca. 3 Querfinger unterhalb der Handgelenksbeugefalte auf dem innenseitigen Unterarm, mittig zwischen zwei Sehnen
Druckart: drücken und kreisen
Druckstärke: leicht
Druckdauer: ca. 1 Minute

Vorbeugende Punkte: Dickdarm 4 (siehe Seite 72) und Herz 7 (siehe Seite 71)

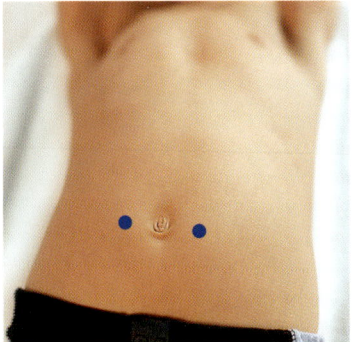

Magen 25

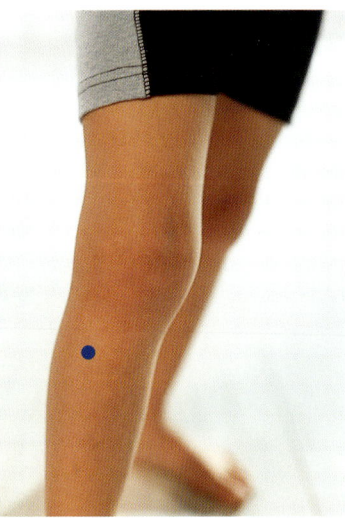

Magen 36

Tuinazonen

Tuinazone Daumenaußenrand
Ort: am Daumen, im Bereich der Handinnenfläche an der Außenseite

Massageart: Streichen Sie an der Daumenaußenseite von der Daumenspitze bis zum Daumenende hinab.

Massagestärke: leicht

Massagedauer: ca. 1 Minute

Weitere hilfreiche Tuinazone: Daumenballen (siehe Seite 70)

Tuinazone Nacken
Ort: im Bereich des Nackens, absteigende Linie vom Haaransatz den Nacken hinab zum Übergang zur Brustwirbelsäule

Massageart: Streichen. Streichen Sie ungefähr von der Haaransatzlinie am oberen Nackenbereich absteigend in der Mittellinie mit 1 oder 2 Fingern bis zum Brustwirbelsäulenübergang.

Massagestärke: leicht

Massagedauer: ca. 1 Minute

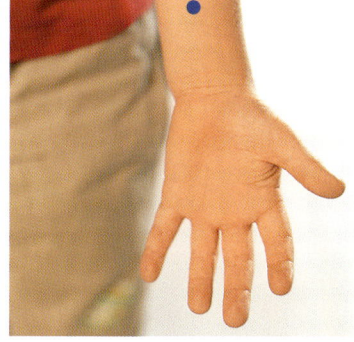

Kreislauf 6

Tuinazone Handinnenfläche
Ort: in der Handfläche kreisförmig im Abstand von ca. 1 Querfinger von einem gedachten Mittelpunkt aus

Massageart: streichen

Massagestärke: leicht

Massagedauer: ca. 1 Minute

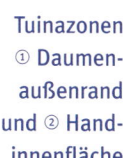

Tuinazonen ① Daumenaußenrand und ② Handinnenfläche

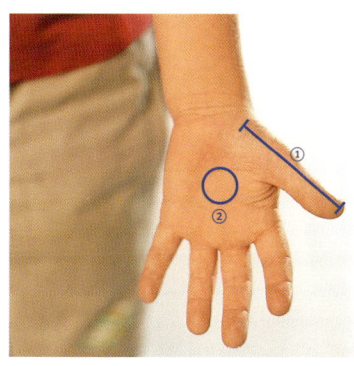

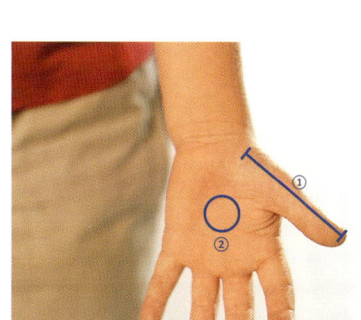

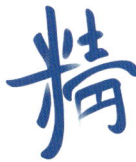

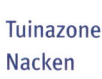

Tuinazone Nacken

Erkältung

Bei häufigen Erkältungen sollten zur Verbesserung der Abwehrkräfte vorbeugend die Punkte Dickdarm 4, Lunge 7, Magen 36, Milz 6 und Magen 44 (siehe Seite 72) akupressiert werden.

Akupressurpunkte

Dickdarm 4 (Vereinte Täler, hegu)

Ort: Erhöhung, die bei leicht aneinander gelegten Daumen und Zeigefinger am Ende der Daumen-Zeigefinger-Falte erscheint; zur Behandlung den Daumen etwas abspreizen und in Richtung Handfläche, vom Daumen weg, drücken

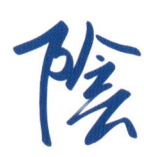

Druckart: drücken und kreisen
Druckstärke: leicht
Druckdauer: ca. 1 Minute

Lunge 7 (Reihe von Lücken, lieque)

Ort: an der daumenseitigen Innenfläche des Unterarms, ca. 2 Querfinger von der Handgelenksbeugefalte entfernt
Druckart: drücken und kreisen
Druckstärke: leicht
Druckdauer: ca. 1 Minute

Magen 36 (Dritter Weiler am Fluss, zusanli)

Ort: 3 Querfinger unterhalb der Kniescheibe (am besten tastbar bei gebeugtem Knie), 1 Querfinger Richtung Außenseite von der knöchernen Schienbeinkante entfernt
Druckart: drücken und vibrationsartig kreisen
Druckstärke: kräftig
Druckdauer: ca. 1 Minute

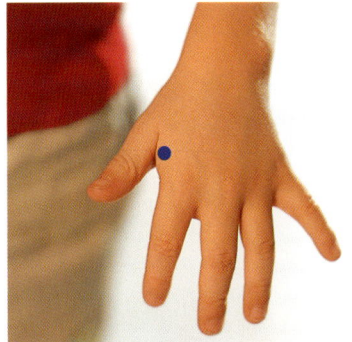

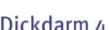

Dickdarm 4

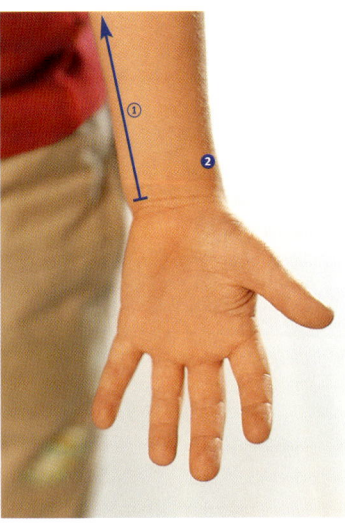

① Tuinazone Unterarminnenkante,
❷ Lunge 7

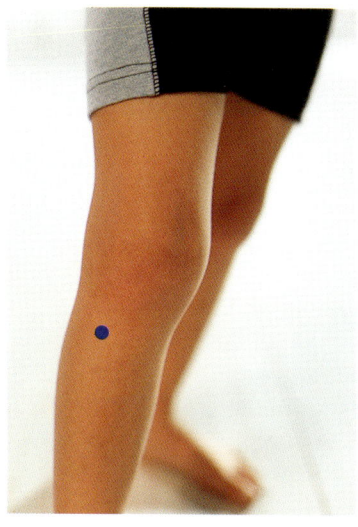

Magen 36

Milz 6 (Die Verbindung der drei Yin, sanyinjiao)
Ort: ca. 3 Querfinger oberhalb des Fußinnenknöchels, mittig an der Innenseite des Unterschenkels
Druckart: drücken und kreisen
Druckstärke: leicht
Druckdauer: ca. 30 Sekunden

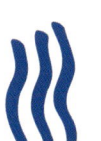

Tuinazonen

Tuinazone Unterarminnenkante
Ort: an der Unterarminnenseite, zur Kleinfingerseite hin
Massageart: Streichen Sie leicht vom Handgelenk in Richtung Ellenbogen.
Massagestärke: leicht
Massagedauer: ca. 1 Minute

Tuinazone Stirn
Ort: von der Mitte zwischen den Augenbrauen bis zum Haaransatz
Massageart: streichen, mit dem Daumen Richtung Haaransatz
Massagestärke: leicht
Massagedauer: ca. 30 Sekunden

Tuinazone Nasenöffnungen
Ort: rechts und links neben den Nasenlöchern
Massageart: drücken und vibrieren
Massagestärke: leicht
Massagedauer: ca. 30 Sekunden

Weitere hilfreiche Tuinazone: Nacken (siehe Seite 81)

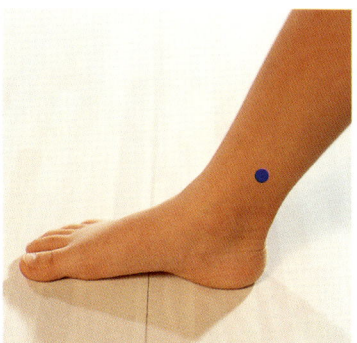

Milz 6

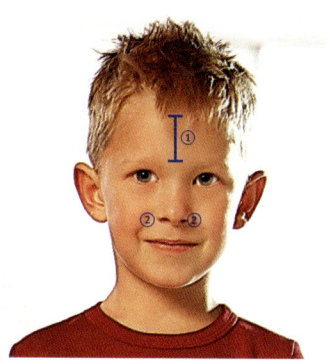

Tuinazonen
① Stirn und
② Nasenöffnungen

Fieber

Fieber ist eine Reaktion des Körpers auf Krankheitssymptome. Dauert das Fieber insbesondere bei kleinen Kindern länger als einen Tag an oder steigt es auf über 38,5°, sollte ein Arzt hinzugezogen werden. Steigt das Fieber über 39°, drohen Fieberkrämpfe.

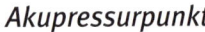

Akupressurpunkt

Magen 36 (Dritter Weiler am Fluss, zusanli)

Ort: 3 Querfinger unterhalb der Kniescheibe (am besten tastbar bei gebeugtem Knie), 1 Querfinger Richtung Außenseite von der knöchernen Schienbeinkante entfernt

Druckart: drücken und vibrationsartig kreisen
Druckstärke: kräftig
Druckdauer: ca. 1 Minute

Tuinazonen

Tuinazone Unterarminnenkante

Ort: an der Unterarminnenseite, zur Kleinfingerseite hin
Massageart: Streichen Sie leicht vom Handgelenk in Richtung Ellenbogen.
Massagestärke: leicht
Massagedauer: ca. 1 Minute

Tuinazone Unterarm mittig

Ort: am Unterarm, mittig auf der Unterarminnenseite
Massageart: streichen vom Handgelenk zum Ellenbogen

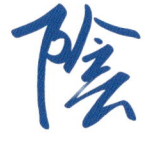

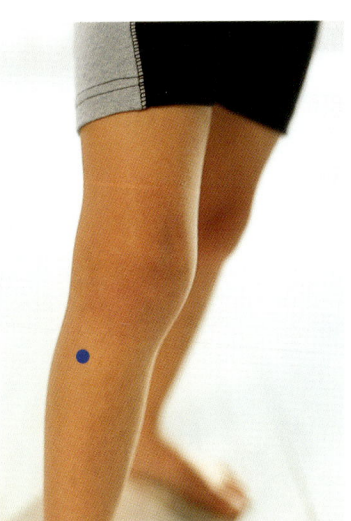

Magen 36

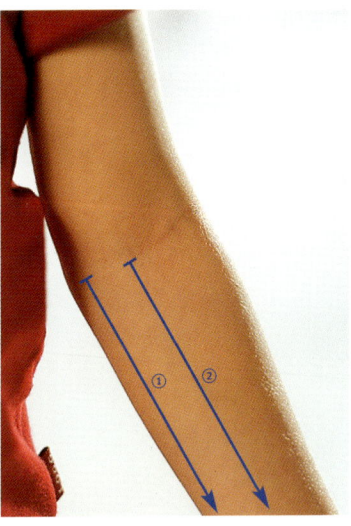

Tuinazonen
① Unterarminnenkante,
② Unterarm mittig

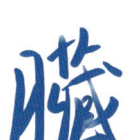

Massagestärke: leicht
Massagedauer: ca. 1 Minute

Tuinazone Stirn
Ort: von der Mitte zwischen den Augenbrauen bis zum Haaransatz
Massageart: streichen, mit dem Daumen nach hinten in Richtung Haaransatz
Massagestärke: leicht
Massagedauer: ca. 30 Sekunden

Tuinazone Handinnenfläche
Ort: im Bereich der Handinnenfläche, kreisförmig im Abstand von ca. 1 Querfinger von einem gedachten Mittelpunkt aus
Massageart: streichen
Massagestärke: leicht
Massagedauer: ca. 1 Minute

Tuinazone Nacken
Ort: im Bereich des Nackens, eine absteigende Linie vom Haaransatz den Nacken hinab zum Übergang zur Brustwirbelsäule

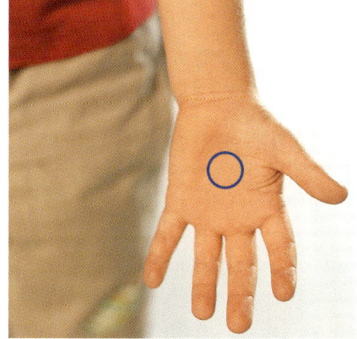

Tuinazone Handinnenfläche

Massageart: Streichen. Streichen Sie ungefähr von der Haaransatzlinie am oberen Nackenbereich absteigend in der Mittellinie mit 1 oder 2 Fingern bis zum Brustwirbelsäulenübergang.
Massagestärke: leicht
Massagedauer: ca. 1 Minute

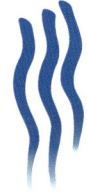

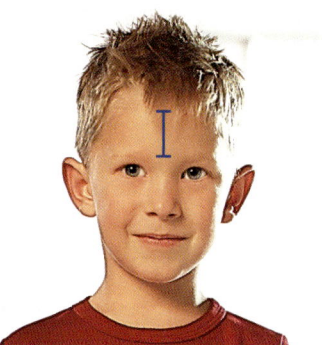

Tuinazone Stirn

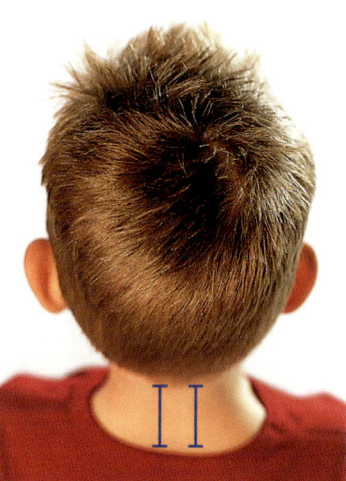

Tuinazone Nacken

Halsschmerzen

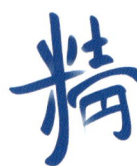

Halsschmerzen können unter anderem von Schluckbeschwerden, Brennen, Jucken, Kratzen, Heiserkeit, Fieber, Mattigkeit, Halsrötung begleitet sein. Auslöser der Entzündung sind Viren oder Bakterien. Halsschmerzen treten oft als Begleiterscheinung von Erkältungskrankheiten auf. Sie können auch erstes Symptom oder Begleiterscheinung einer eitrigen Mandelentzündung, Mittelohrentzündung, Scharlach oder anderer Infektionskrankheiten sein.

Dickdarm 4 (Vereinte Täler, hegu)

Ort: Erhöhung, die bei leicht aneinander gelegten Daumen und Zeigefinger am Ende der Daumen-Zeigefinger-Falte erscheint; zur Behandlung den Daumen etwas abspreizen und in Richtung Handfläche, vom Daumen weg, drücken

TIPP!
Tritt zu den genannten Beschwerden noch Fieber auf, sollten Sie zusätzlich den Fieberpunkt und die Tuinazonen behandeln (siehe Seite 84).

Druckart: drücken und kreisen
Druckstärke: leicht
Druckdauer: ca. 1 Minute

Dickdarm 11 (Gekrümmter Teich, quchi)

Ort: bei rechtwinklig gebeugtem Ellenbogen am äußeren Ende der Ellenbogenfalte
Druckart: drücken und kreisen
Druckstärke: leicht
Druckdauer: ca. 1 Minute

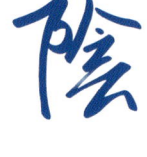

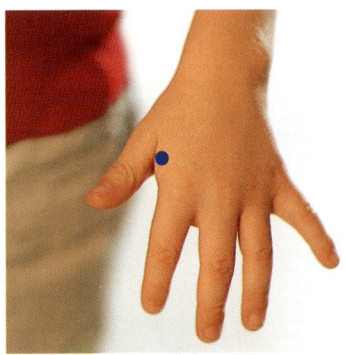

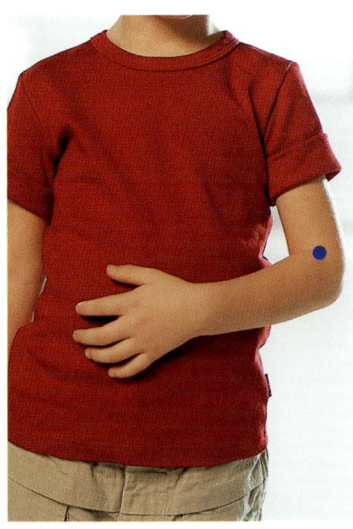

Dickdarm 4

Dickdarm 11

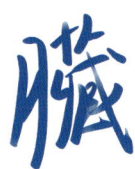

Bestehen deutliche Beeinträchtigungen des Allgemeinbefindens, höheres Fieber, Ohrenschmerzen oder andere Körpersymptome, sollten Sie auf jeden Fall einen Arzt hinzuziehen.

Lunge 7 (Reihe von Lücken, lieque)

Ort: an der daumenseitigen Innenfläche des Unterarms, ca. 2 Querfinger von der Handgelenksbeugefalte entfernt
Druckart: drücken und kreisen
Druckstärke: leicht
Druckdauer: ca. 1 Minute

Lunge 11 (Junges Shang, shaoshang)

Ort: am äußeren Rand des oberen Daumennagelwinkels von der Zeigefingerseite weg
Druckart: drücken und vibrieren mit dem Fingernagel oder einer Häkelnadel/einem Akupressurstäbchen
Druckstärke: leicht
Druckdauer: ca. 1 Minute

Gallenblase 20 (Teich des Windes, fengchi)

Ort: Die beiden Punkte liegen unterhalb des knöchernen Schädels im Bereich des Hinterkopfes in einem Muskelwulst, der sich jeweils ca. 2 Querfinger von der Mittellinie entfernt befindet.
Druckart: Friktionieren (drücken und kreisen) Sie die Punkte mit beiden Daumen, die übrigen Finger stützen sich dabei am Kopf ab.
Druckstärke: sanft
Druckdauer: ca. 1 Minute

Wichtige Massagezone für die Elternbehandlung: Tuinazone qiaogong (siehe Seite 104)

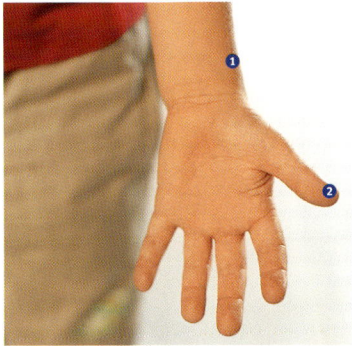

❶ Lunge 7,
❷ Lunge 11

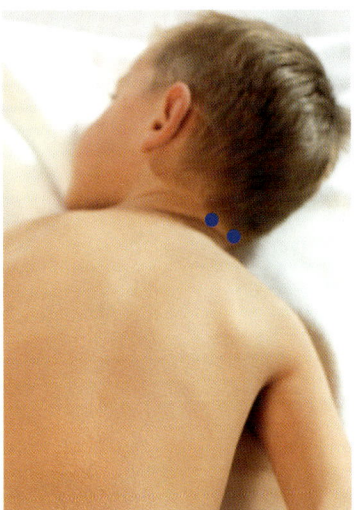

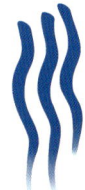

Gallenblase 20

Harnverhalt

Bei Kindern ist der Harnentlee-
rungsreflex noch nicht gut trainiert, so dass bei Ablenkungen
wie Spielen, Aufgeregtheit oder in
anderen Stresssituationen der
Harndrang unterdrückt werden
kann.

Lenkergefäß 20 (Zusammen-
kunft aller Leitbahnen, baihui)
Ort: auf der Mitte des Schädel-
dachs, auf einer Verbindungslinie
zwischen den beiden höchsten
Punkten der Ohren
Druckart: drücken und kreisen
Druckstärke: leicht
Druckdauer: ca. 1 Minute

Konzeptionsgefäß 4 (Das erste
Passtor, guanyuan)
Ort: ca. 3 Querfinger unterhalb
des Bauchnabels
Druckart: drücken und kreisen
Druckstärke: leicht
Druckdauer: ca. 1 Minute

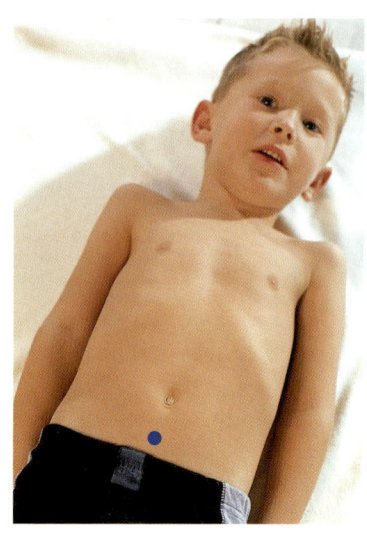

Konzepti-
onsgefäß 4

Milz 6 (Die Verbindung der drei
Yin, sanyinjiao)
Ort: ca. 3 Querfinger oberhalb
des Fußinnenknöchels, mittig an
der Innenseite des Unterschen-
kels
Druckart: drücken und kreisen
Druckstärke: leicht
Druckdauer: ca. 30 Sekunden

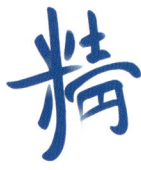

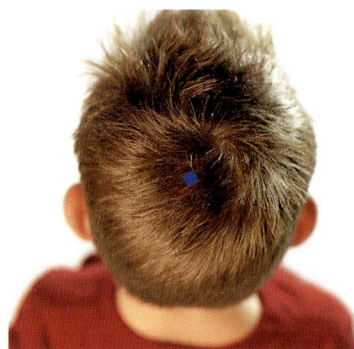

Lenker-
gefäß 20

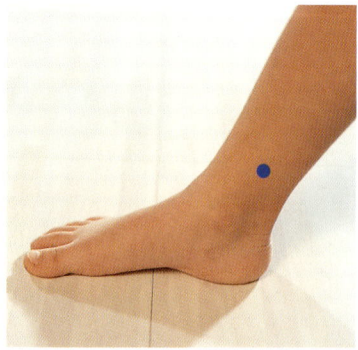

Milz 6

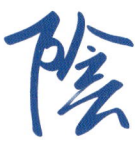

Husten

Husten ist ein Begleitsymptom vieler Erkrankungen. Der Husten soll eingedrungene Fremdkörper, Bakterien, Viren, Schleim und Gase aus der Luftröhre entfernen. Die Akupressur kann auf Husten regulierend wirken.

Akupressurpunkte

Lunge 5 (Moorsee am Fußpunkt, chize)
Ort: bei gebeugtem Ellenbogengelenk in der Mitte der Ellenbeuge, außenseitig neben einer fühlbaren Sehne
Druckart: drücken und kreisen
Druckstärke: leicht
Druckdauer: ca. 1 Minute

Lunge 7 (Reihe von Lücken, lieque)
Ort: an der daumenseitigen Innenfläche des Unterarms, ca. 2 Querfinger von der Handgelenksbeugefalte entfernt
Druckart: drücken und kreisen
Druckstärke: leicht
Druckdauer: ca. 1 Minute

Tuinazonen

Tuinazone oberes Schulterblatt
Ort: Zwischen den oberen zwei Dritteln des Schulterblattes und der Wirbelsäule. Massieren Sie mehrere Querfinger über das Schulterblatt hinaus.
Massageart: Reiben Sie mit den Fingerkuppen mehrerer Finger rechts und links gleichzeitig, in Längsrichtung der Wirbelsäule auf und ab.
Massagestärke: kräftig
Massagedauer: ca. 1 Minute

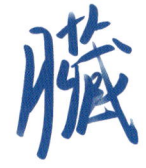

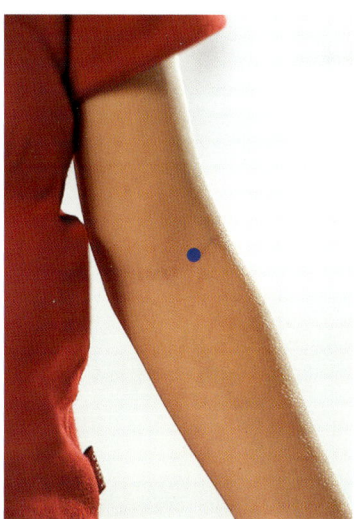

Lunge 5

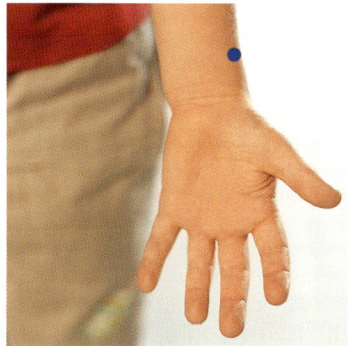

Lunge 7

Tuinazone zwischen den Brustwarzen

Ort: Verbindungslinie zwischen den Brustwarzen

Massageart: Streichen. Streichen Sie ausgehend von der Mittellinie gleichzeitig nach rechts und links mit den Daumen nach außen Richtung Brustwarzen. (Diese Technik wird auch als Trennen bezeichnet.)

Massagestärke: kräftig

Massagedauer: ca. 1 Minute

Weitere hilfreiche Tuinazone: Handinnenfläche (siehe Seite 85)

Tuinazone Nacken

Ort: im Bereich des Nackens, vom Haaransatz hinab zum Übergang zur Brustwirbelsäule

Massageart: Streichen. Streichen Sie ungefähr von der Haaransatzlinie am oberen Nackenbereich absteigend in der Mittellinie mit

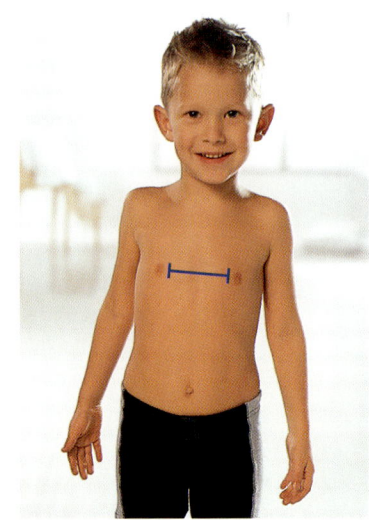

Tuinazone zwischen den Brustwarzen

1 oder 2 Fingern bis zum Brustwirbelsäulenübergang.

Massagestärke: leicht

Massagedauer: ca. 1 Minute

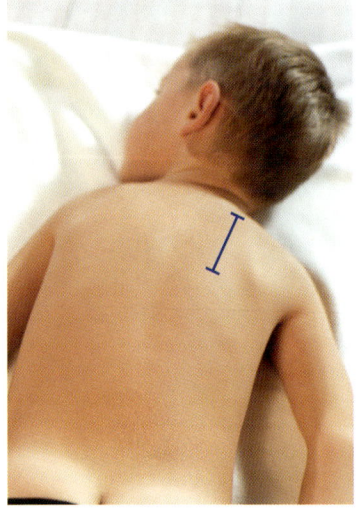

Tuinazone oberes Schulterblatt

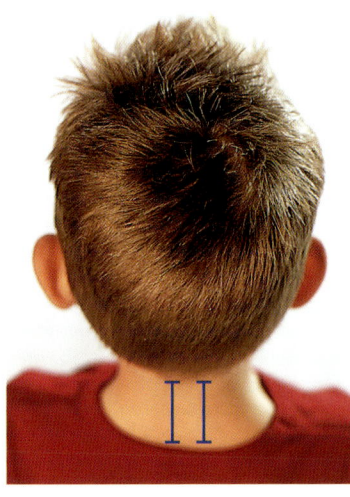

Tuinazone Nacken

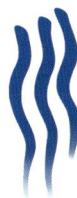

Kiefersperre

Die Kiefersperre (Trismus) ist ein seltener auftretendes Krankheitsbild, das sehr gut mit Hilfe der Akupressur behandelt werden kann.
Grund dafür kann eine lange oder überstarke Öffnung des Mundes sein, etwa beim Zahnarzt oder beim Grimassenschneiden. Teile der Kiefermuskulatur können einen Krampf entwickeln.

Magen 6 (Maxilla, jiache)
Ort: Bei geöffnetem Mund kann der Punkt leicht in den Weichteilen in einem Winkel des knöchernen Ober- und Unterkiefers getastet werden. Der Punkt befindet sich außen in Verlängerung der Mundspalte, rechts und links.
Druckart: drücken und kreisen
Druckstärke: leicht
Druckdauer: ca. 1 Minute

Kinderkrankheiten

Zu den typischen Kinderkrankheiten gehören Masern, Mumps, Windpocken und Röteln. Die folgenden Punkte behandeln die Basissymptome aller genannten Krankheiten, wie Fieber, Schlappheit, geschwollene Lymphknoten, Hauterscheinungen, Gliederschmerzen, Erbrechen oder Durchfall.

Dickdarm 4 (Vereinte Täler, hegu)
Ort: Erhöhung, die bei leicht aneinander gelegten Daumen und Zeigefinger am Ende der Daumen-Zeigefinger-Falte erscheint; zur Behandlung den Daumen etwas abspreizen und in Richtung Handfläche, vom Daumen weg, drücken
Druckart: drücken und kreisen
Druckstärke: leicht
Druckdauer: ca. 1 Minute

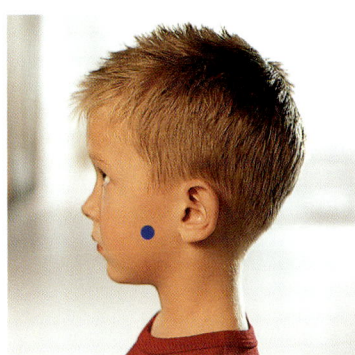

Magen 6

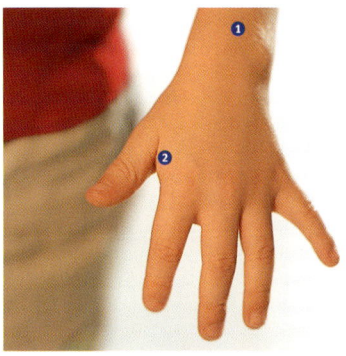

❶ Dreifacher Erwärmer 5,
❷ Dickdarm 4

Hautpunkte

Die Punkte Dickdarm 11 (siehe Seite 65), Milz 10 (siehe Seite 65), Blase 40 (siehe Seite 65) und Lunge 5 (siehe Seite 89) werden zur Therapie der Hauterscheinungen und des eventuellen Juckreizes verwendet.

Spezielle Mumps-Punkte: Dreifacher Erwärmer 17 (siehe Seite 101) und Magen 6 (siehe Seite 91)

Leber 3 (Die mächtige große Straße, taichong)

Ort: am Fußrücken ca. 1,5 Querfinger oberhalb der Zwischenzehenfalte zwischen Großzehe und zweiter Zehe
Druckart: drücken und kreisen
Druckstärke: leicht
Druckdauer: ca. 1 Minute

Lenkergefäß 14 (Punkt aller Strapazen, bailao)

Ort: Fahren Sie mit dem Finger entlang der Dornfortsatzreihe zwischen Halswirbelsäule und Brustwirbelsäule. Der Dornfortsatz des 7. Halswirbels befindet sich in etwa auf Schulterhöhe, dort wo ein Dornfortsatz besonders hervorsteht. Beugt sich das Kind leicht nach vorn, ist er deutlicher spürbar. Der Punkt liegt genau unterhalb dieses Dornfortsatzes.
Druckart: drücken und kreisen
Druckstärke: kräftig
Druckdauer: ca. 1 Minute oder länger

Dreifacher Erwärmer 5 (Äußeres Passtor, waiguan)

Ort: ca. 3 Querfinger von der Handgelenksfalte entfernt an der Unterarmaußenseite
Druckart: drücken und kreisen
Druckstärke: leicht
Druckdauer: ca. 1 Minute

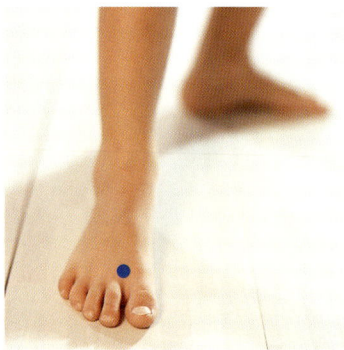

Leber 3

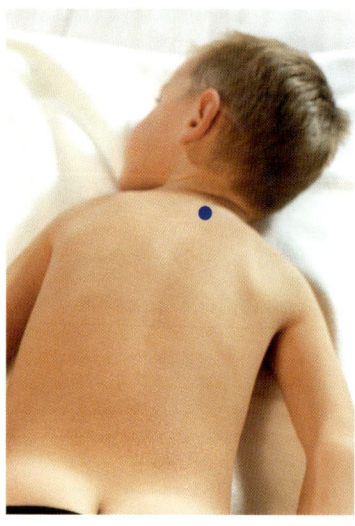

Lenkergefäß 14

Koliken

Mit Krämpfen einhergehende Bauchschmerzen werden als Koliken bezeichnet. Akut einsetzende krampfartige Bauchschmerzen über mehrere Stunden sollten ärztlich abgeklärt werden.

Dickdarm 4 (Vereinte Täler, hegu)

Ort: Erhöhung, die bei leicht aneinander gelegten Daumen und Zeigefinger am Ende der Daumen-Zeigefinger-Falte erscheint; zur Behandlung den Daumen etwas abspreizen und in Richtung Handfläche, vom Daumen weg, drücken
Druckart: drücken und kreisen
Druckstärke: leicht
Druckdauer: ca. 1 Minute

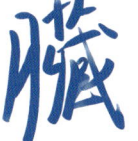

Magen 36 (Dritter Weiler am Fluss, zusanli)

Ort: 3 Querfinger unterhalb der Kniescheibe (am besten tastbar

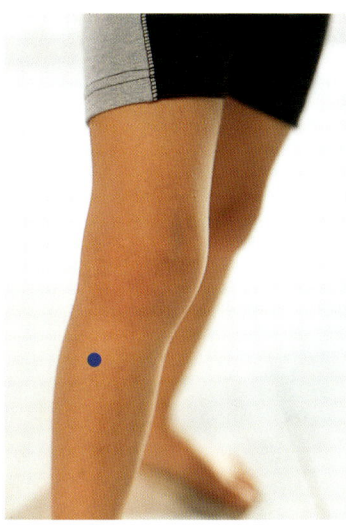

Magen 36

bei gebeugtem Kniegelenk), 1 Querfinger Richtung Außenseite von der knöchernen Schienbeinkante entfernt
Druckart: drücken und vibrationsartig kreisen
Druckstärke: kräftig
Druckdauer: ca. 1 Minute

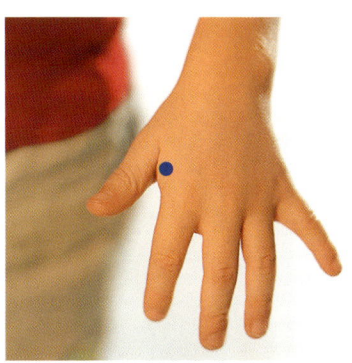

Dickdarm 4

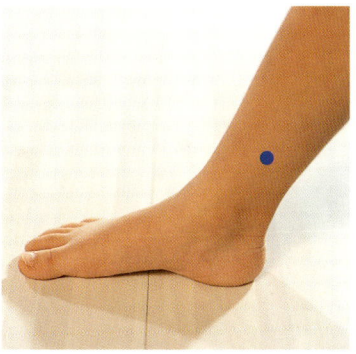

Milz 6

Dreimonatskoliken bei Säuglingen

Dreimonatskoliken treten im Alter von zwei Wochen auf und sind mit Erreichen des 4. Monats meist wieder verschwunden. Hauptsymptome sind Bauchschmerzen und Blähungen, zehn Prozent der gestillten und mehr als 50 Prozent der nicht gestillten Babys leiden darunter. Die Akupressurpunkte Magen 25 (siehe unten), Milz 6 (siehe Seite 93) und die Tuinazone Bauchnabel (siehe unten) können eine deutliche Reduzierung der Attacken bewirken.

Milz 6 (Die Verbindung der drei Yin, sanyinjiao)
Ort: ca. 3 Querfinger oberhalb des Fußinnenknöchels, mittig am inneren Unterschenkel
Druckart: drücken und kreisen
Druckstärke: leicht
Druckdauer: ca. 30 Sekunden

Leber 3 (Die mächtige große Straße, taichong)
Ort: am Fußrücken ca. 1,5 Querfinger oberhalb der Zwischenzehenfalte zwischen Großzehe und zweiter Zehe
Druckart: drücken und kreisen

Druckstärke: leicht
Druckdauer: ca. 1 Minute

Magen 25 (Angel des Himmels, tianshu)
Ort: ca. 2 Querfinger rechts und links neben dem Bauchnabel
Druckart: drücken und kreisen
Druckstärke: leicht
Druckdauer: ca. 1 Minute auf jeder Seite

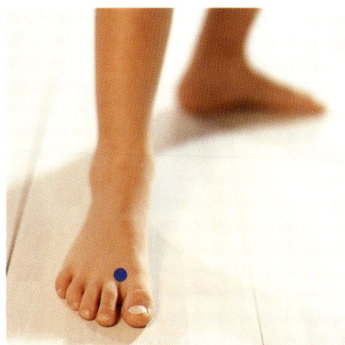

Leber 3

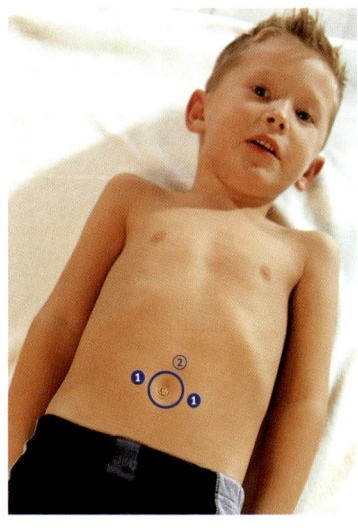

❶ Magen 25,
② Tuinazone
Bauchnabel

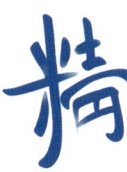

Kurzsichtigkeit

Der häufigste Sehfehler bei Kindern ist die Kurzsichtigkeit. Dabei ist das Auge nicht in der Lage, Gegenstände in weiterer Ferne deutlich abzubilden. Diese Sehstörung entwickelt sich zumeist im Schulalter. Die Weitsichtigkeit, bei der Gegenstände in der Nähe unscharf gesehen werden, ist bei Kindern eher selten.

Schielen (der »Silberblick«) muss so früh wie möglich entdeckt und behandelt werden. Es entwickelt sich oft im ersten Lebensjahr. Eine augenärztliche Abklärung und Therapie ist auf jeden Fall erforderlich.

In China wird bei Kurzsichtigkeit das folgende Schulprogramm mit sehr guten Erfolgen angewendet.

Fünf Massagepunkte unter der Augenbraue

Ort: unterhalb der Augenbraue, in der Augenhöhle

Massageart: Der Druck ist gegen den Knochen gerichtet, nicht gegen die weiche Augenpupille. Massieren Sie ca. 5 gleichmäßig verteilte Punkte, pro Punkt ca. 10 kreisende Bewegungen.
Massagestärke: sanft
Massagedauer: ca. 1 Minute

Blase 1 (Helle des Auges, jingming)

Ort: an der Nasenwurzel, neben dem inneren Augenwinkel
Druckart: ca. 50 kleine kreisende Bewegungen
Druckstärke: sanft
Druckdauer: ca. 1 Minute

Extrapunkt 2 (Die Sonne, taiyang)

Ort: knapp 1 Querfinger seitlich des äußeren Augenrandes, in einer leichten Vertiefung
Druckart: ca. 50 kleine kreisende Bewegungen
Druckstärke: sanft
Druckdauer: ca. 1 Minute

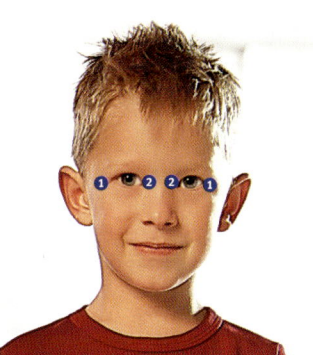

❶ Extrapunkt 2,
❷ Blase 1

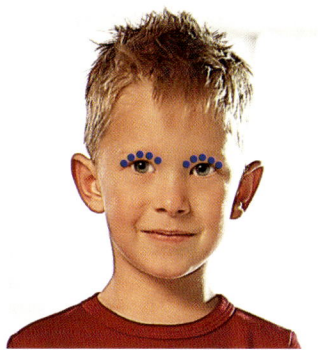

Massagepunkte unter der Augenbraue

Gallenblase 20 (Teich des Windes, fengchi)

Ort: Die beiden Punkte liegen unterhalb des knöchernen Schädels im Bereich des Hinterkopfes in einem Muskelwulst, der sich jeweils ca. 2 Querfinger von der Mittellinie entfernt befindet.

Druckart: Friktionieren (drücken und kreisen) Sie die Punkte mit beiden Daumen, die übrigen Finger stützen sich dabei am Kopf ab.

Druckstärke: sanft mit Gleitmittel

Druckdauer: 1 Minute

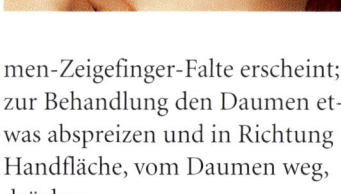

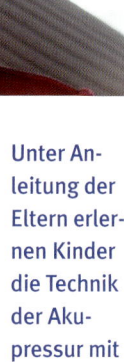

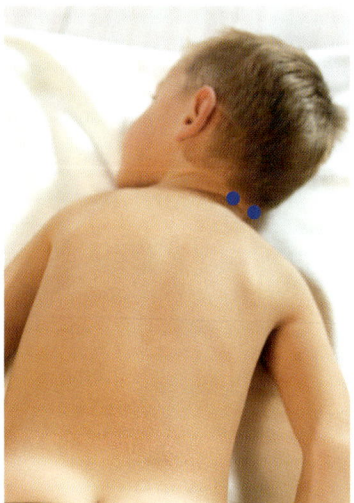

Dickdarm 4 (Vereinte Täler, hegu)

Ort: Erhöhung, die bei leicht aneinander gelegten Daumen und Zeigefinger am Ende der Daumen-Zeigefinger-Falte erscheint; zur Behandlung den Daumen etwas abspreizen und in Richtung Handfläche, vom Daumen weg, drücken

Druckart: drücken und kreisen

Druckstärke: leicht

Druckdauer: ca. 1 Minute

Unter Anleitung der Eltern erlernen Kinder die Technik der Akupressur mit Freude.

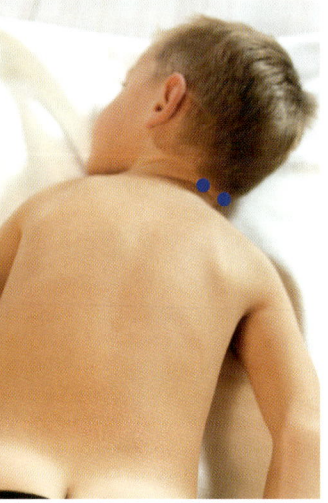

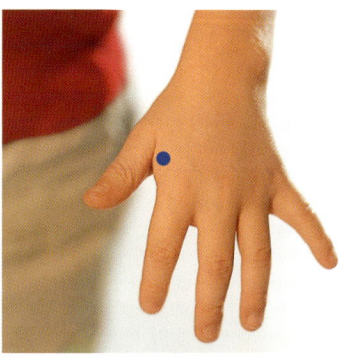

Gallenblase 20

Dickdarm 4

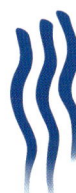

Lampenfieber

Herz 7 (Straße zur Heiterkeit, shenmen)

Ort: Innenseite des Handgelenks an der Beugefalte auf der Seite des Kleinfingers, in einer Vertiefung zwischen zwei fühlbaren Sehnen. Das Handgelenk sollte leicht gebeugt werden.
Druckart: drücken und kreisen
Druckstärke: sanft
Druckdauer: ca. 1 Minute auf jeder Seite

Kreislauf 6 (Inneres Passtor, neiguan)

Ort: ca. 3 Querfinger unterhalb der Handgelenksbeugefalte auf dem innenseitigen Unterarm, mittig zwischen zwei Sehnenverläufen
Druckart: drücken und kreisen
Druckstärke: leicht
Druckdauer: ca. 1 Minute

Lendenwirbelsäulenschmerzen

Rückenschmerzen sind bei Schulkindern leider im Zunehmen begriffen. Mangelnde Bewegung und einseitige Sitzhaltung in Verbindung mit ungenügender Haltung und schwacher Muskulatur sind die Hauptgründe.
Der untere Teil der Wirbelsäule im Übergang zum Becken ist der am häufigsten betroffene Teil.

Extrapunkte 18 (Lumbagopunkt, yaotong)

Ort: Fahren Sie auf dem Handrücken bis zum Ende des knöchernen Zwischenraums von Zeige- und Mittelfinger sowie Ring- und kleinem Finger.
Druckart: drücken und vibrationsartig kreisen
Druckstärke: leicht
Druckdauer: ca. 1 Minute

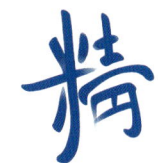

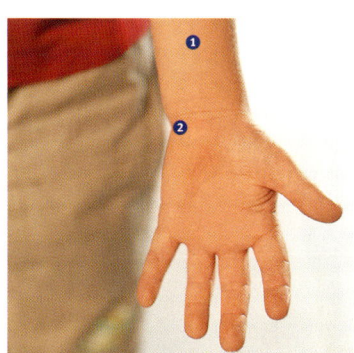

❶ Kreislauf 6,
❷ Herz 7

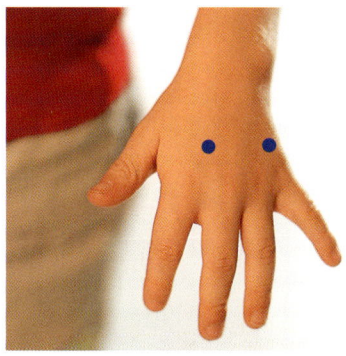

Extrapunkte 18

Lernschwierig-keiten

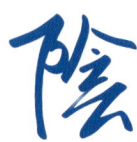

Bei Lernschwierigkeiten sollte grundsätzlich abgeklärt werden, ob das Kind ausreichend gut hört und sieht. Auch Blutarmut, Herz-Kreislauf-Erkrankungen und chronische Entzündungen müssen ärztlich ausgeschlossen werden. Konzentrationsmängel können eine häufige Ursache darstellen, Hilfe kann das Vorbeugeprogramm (siehe Seite 123) bieten.

Lenkergefäß 14 (Punkt aller Strapazen, bailao)

Ort: Fahren Sie mit dem Finger entlang der Dornfortsatzreihe zwischen Halswirbelsäule und Brustwirbelsäule. Der Dornfort-

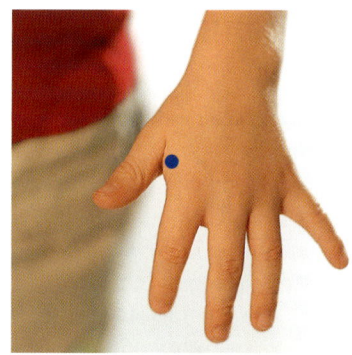

Dickdarm 4

satz des 7. Halswirbels befindet sich in etwa auf Schulterhöhe, dort wo ein Dornfortsatz besonders hervorsteht. Beugt sich das Kind leicht nach vorn, ist er deutlicher spürbar. Der Punkt liegt genau unterhalb dieses Dornfortsatzes.
Druckart: drücken und kreisen
Druckstärke: kräftig

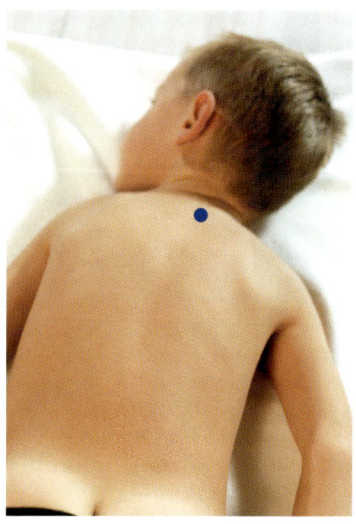
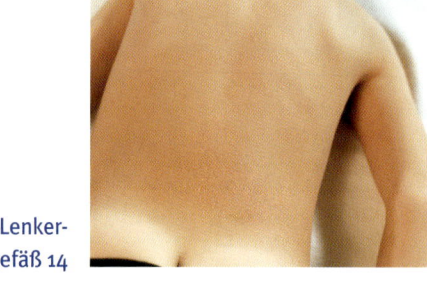

Lenker-gefäß 14

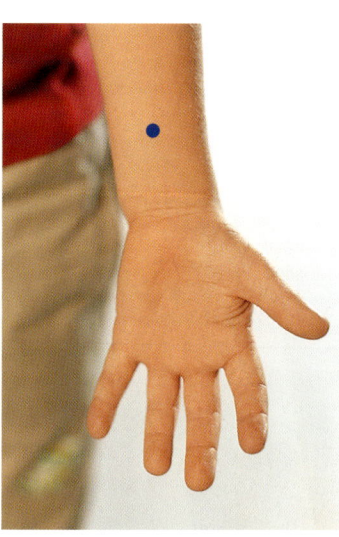

Kreislauf 6

Druckdauer: ca. 1 Minute oder länger

Dickdarm 4 (Vereinte Täler, hegu)

Ort: Erhöhung, die bei leicht aneinander gelegten Daumen und Zeigefinger am Ende der Daumen-Zeigefinger-Falte erscheint; zur Behandlung den Daumen etwas abspreizen und in Richtung Handfläche, vom Daumen weg, drücken

Druckart: drücken und kreisen
Druckstärke: leicht
Druckdauer: ca. 1 Minute

Zur Aktivierung und Regulierung von Qi: Massage der Tuinazone bai hui (siehe Seite 79)

Kreislauf 6 (Inneres Passtor, neiguan)

Ort: ca. 3 Querfinger unterhalb der Handgelenksbeugefalte auf dem innenseitigen Unterarm, mittig zwischen zwei Sehnen
Druckart: drücken und kreisen
Druckstärke: leicht
Druckdauer: ca. 1 Minute

Magen 36 (Dritter Weiler am Fluss, zusanli)

Ort: 3 Querfinger unterhalb der Kniescheibe (am besten tastbar bei gebeugtem Kniegelenk), 1 Querfinger Richtung Außenseite von der knöchernen Schienbeinkante entfernt
Druckart: drücken und vibrationsartig kreisen
Druckstärke: kräftig
Druckdauer: ca. 1 Minute

Lenkergefäß 20 (Zusammenkunft aller Leitbahnen, baihui)

Ort: auf der Mitte des Schädeldaches, auf einer Verbindungslinie zwischen den beiden höchsten Punkten der Ohren
Druckart: drücken und kreisen
Druckstärke: leicht
Druckdauer: ca. 1 Minute

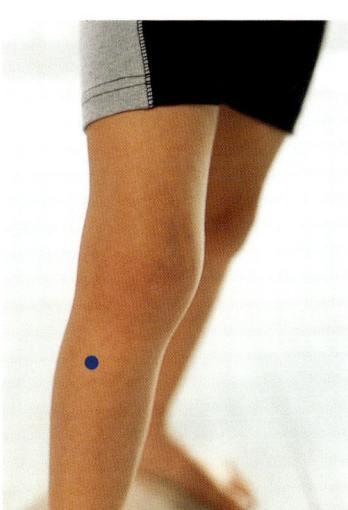

Magen 36

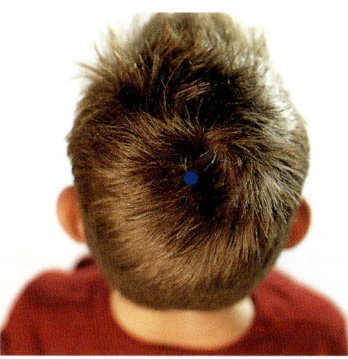

Lenkergefäß 20

Mandelentzündung

Die Mandelentzündung kann durch Viren oder Bakterien ausgelöst werden. Die bakterielle Form mit geröteten, eitrigen Mandeln muss vom Arzt mit Antibiotika behandelt werden, da sonst eine Schädigung des Herzens auftreten kann. Sie äußert sich meist mit Fieber, starken Schluckbeschwerden und vergrößerten Lymphknoten.

Dickdarm 4 (Vereinte Täler, hegu)

Ort: Erhöhung, die bei leicht aneinander gelegten Daumen und Zeigefinger am Ende der Daumen-Zeigefinger-Falte erscheint; zur Behandlung den Daumen etwas abspreizen und in Richtung Handfläche, vom Daumen weg, drücken
Druckart: drücken und kreisen
Druckstärke: leicht
Druckdauer: ca. 1 Minute

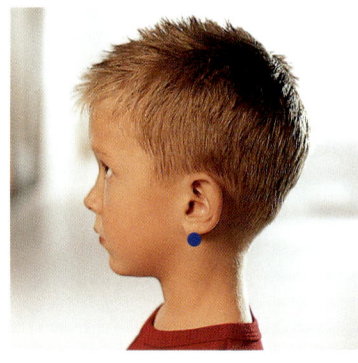

Dreifacher Erwärmer 17

Lunge 11 (Junges Shang, shaoshang)

Ort: äußerer Rand des oberen Daumennagelwinkels
Druckart: leicht drücken und vibrieren mit dem Fingernagel oder einer Häkelnadel
Druckstärke: leicht
Druckdauer: ca. 1 Minute

Magen 44 (Innere Vorhalle, neiting)

Ort: am Fuß leicht oberhalb der Zwischenzehenfalte zwischen zweiter und dritter Zehe

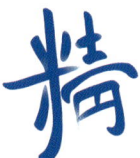

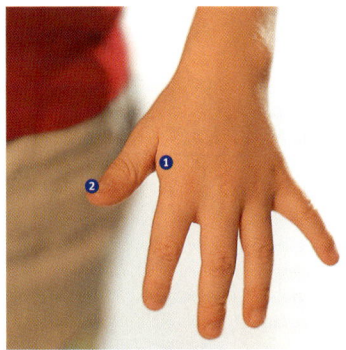

❶ Dickdarm 4,
❷ Lunge 11

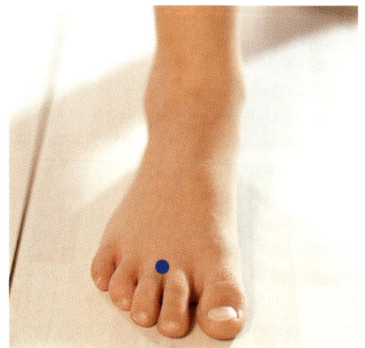

Magen 44

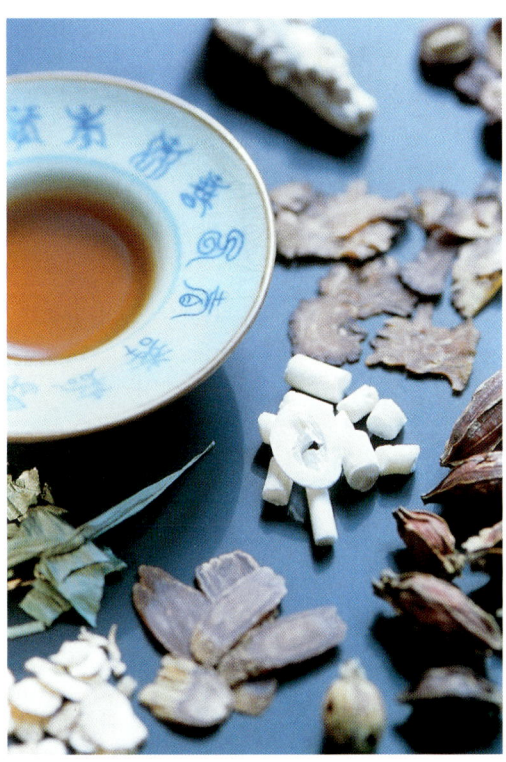

Mittelohr-entzündung

Die Mittelohrentzündung ist eine häufige Erkrankung des Säuglings- und Kleinkindalters. Die Verbindung zwischen Ohr und Rachenraum (Eustachische Röhre) ist bei Kindern kurz und anfällig für Schwellungen. Symptome können Ohrenschmerzen, Fieber, Durchfall, allgemeine Unruhe sein. Auf Grund einer übergreifenden Infektionsgefahr sollte jeder Verdacht auf Mittelohrentzündung von einem Arzt abgeklärt werden.

Dreifacher Erwärmer 5 (Äußeres Passtor, waiguan)
Ort: ca. 3 Querfinger von der Handgelenksfalte entfernt an der Unterarmaußenseite
Druckart: drücken und kreisen
Druckstärke: leicht
Druckdauer: ca. 1 Minute

Kräuter und Gewürze unterstützen die Selbstheilungskräfte des Körpers bei Entzündungen.

Druckart: drücken und kreisen
Druckstärke: leicht
Druckdauer: ca. 1 Minute auf jeder Seite

Dreifacher Erwärmer 17 (Schutzschirm gegen Ventus, yifeng)
Ort: hinter dem Ohrläppchen, ca. 1 Querfinger vom Ohr entfernt, im Bereich eines gut tastbaren knöchernen Vorsprungs des Hinterkopfes
Druckart: drücken und kreisen
Druckstärke: sanft
Druckdauer: ca. 1 Minute

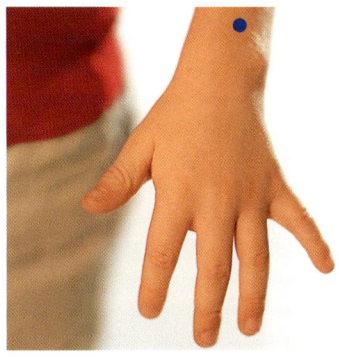

Dreifacher Erwärmer 5

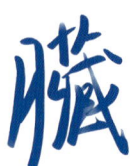

Dreifacher Erwärmer 17 (Schutz-schirm gegen Ventus, yifeng)
Ort: hinter dem Ohrläppchen, ca. 1 Querfinger vom Ohr entfernt, im Bereich eines gut tastbaren knöchernen Vorsprungs des Hinterkopfes
Druckart: drücken und kreisen
Druckstärke: sanft
Druckdauer: ca. 1 Minute

Gallenblase 20 (Teich des Windes, fengchi)
Ort: Die beiden Punkte liegen unterhalb des knöchernen Schädels im Bereich des Hinterkopfes in einem Muskelwulst, der sich jeweils ca. 2 Querfinger von der Mittellinie entfernt befindet.
Druckart: Friktionieren (drücken und kreisen) Sie die Punkte mit beiden Daumen, die übrigen Fin-

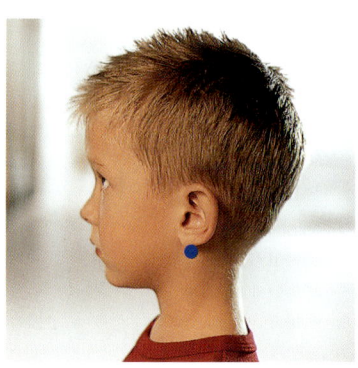

Dreifacher Erwärmer 17

ger stützen sich dabei am Kopf ab.
Druckstärke: sanft mit Gleitmittel
Druckdauer: 1 Minute

Gallenblase 2 (Versammlungspunkt für das Gehör, tinghui)
Ort: Am Abgang des Ohrläppchens vom Ohr. Bei geöffnetem Mund ist der Punkt als Vertiefung tastbar.
Druckart: drücken und kreisen
Druckstärke: leicht
Druckdauer: 1 Minute

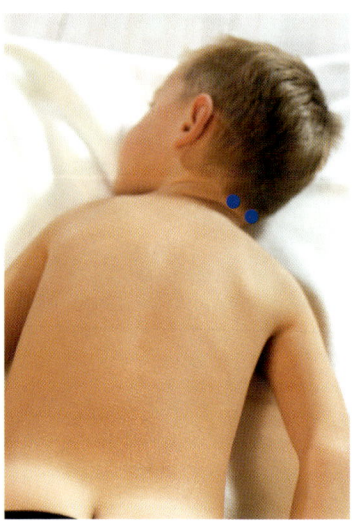

Gallenblase 20

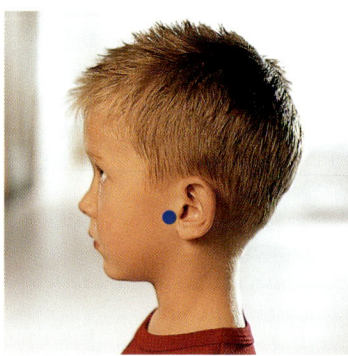

Gallenblase 2

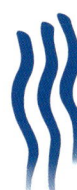

Mundpilz (Mundsoor)

Mundpilz äußert sich durch flächenhafte weiße Beläge der Zunge und Mundschleimhäute. Besonders betroffen davon sind Säuglinge. Auslöser ist der Pilz Candida albicans, ein normaler Bewohner der Mundschleimhaut. Mundsoor kommt häufig vor und heilt meist komplikationslos wieder ab. Die Diagnose und Therapieeinleitung sollte von einem Arzt vorgenommen werden.

Dickdarm 4 (Vereinte Täler, hegu)

Ort: Erhöhung, die bei leicht aneinander gelegten Daumen und Zeigefinger am Ende der Daumen-Zeigefinger-Falte erscheint; zur Behandlung den Daumen etwas abspreizen und in Richtung Handfläche, vom Daumen weg, drücken

WICHTIG

Führen Sie eine Anti-Pilz-Diät durch: kein Zucker, kein Obst, keine Fruchtsäfte. Heilsam ist eine verdünnte Suppe aus weißem Reis.

Druckart: drücken und kreisen
Druckstärke: leicht
Druckdauer: ca. 1 Minute

Dickdarm 11 (Gekrümmter Teich, quchi)

Ort: bei rechtwinklig gebeugtem Ellenbogen am äußeren Ende der Ellenbogenfalte
Druckart: drücken und kreisen
Druckstärke: leicht
Druckdauer: ca. 1 Minute

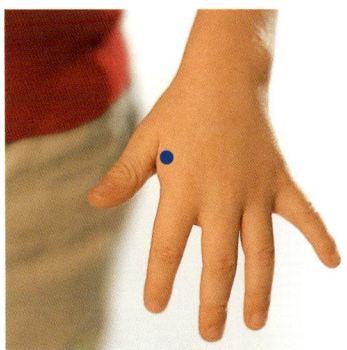

Dickdarm 4

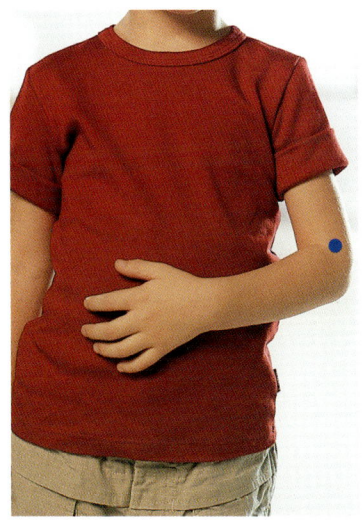

Dickdarm 11

Schiefhals

Der Schiefhals (Torticollis) kann bei Neugeborenen vorkommen und bedarf der ärztlichen Abklärung. Ein möglicher Grund können Muskelverletzungen während der Geburt oder Wirbelsäulenmissbildungen sein. In einem Viertel der Fälle liegt eine Hüftgelenkserkrankung mit vor. Bei älteren Kindern kann der Schiefhals begleitend bei Infektionskrankheiten auftreten. Klingt ein Schiefhals nach einigen Tagen nicht ab, muss ein Kleinhirntumor ausgeschlossen werden.

Tuinazone

Tuinazone qiaogong
Ort: Seitlicher Halsmuskel, der vom Ohr zur Schulter verläuft. Der Muskel tritt deutlicher hervor, wenn das Kind den Kopf leicht zur Gegenseite dreht.

Massageart: Streichen Sie leicht mit 2 oder 3 Fingern jeweils vom Ohr Richtung Schulter. Fügen Sie einige knetende Bewegungen entlang des Muskels mit ein. Bearbeiten Sie die rechte und linke Seite.
Massagestärke: sanft mit Gleitmittel wie einem Hautöl
Massagedauer: ca. 30 Sekunden auf jeder Seite

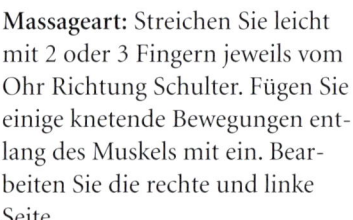

Akupressurpunkte

Gallenblase 21 (Brunnen der Schulter, jianjing)
Ort: ungefähr in der Mitte zwischen knöchernem Schulterende und Halsanfang, auf Schulter-Nacken-Höhe

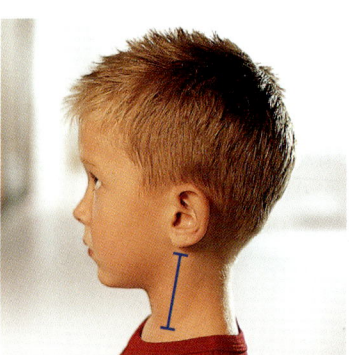

Tuinazone qiaogong

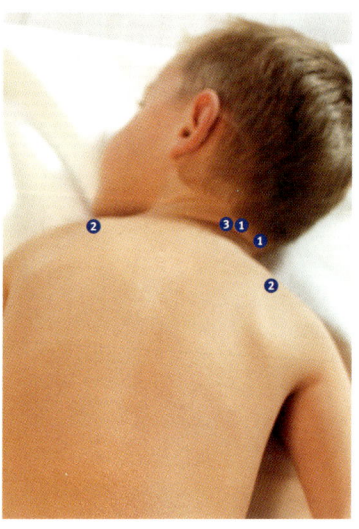

❶ Gallenblase 20,
❷ Gallenblase 21,
❸ Blase 10

Druckart: Streichen Sie leicht mit 2 oder 3 Fingern jeweils vom Ohr Richtung Schulter. Fügen Sie einige knetende Bewegungen entlang des Muskels mit ein. Bearbeiten Sie die rechte und linke Seite.
Druckstärke: sanft mit Gleitmittel
Druckdauer: ca. 30 Sekunden auf jeder Seite

Dreifacher Erwärmer 5 (Äußeres Passtor, waiguan)
Ort: ca. 3 Querfinger von der Handgelenksfalte entfernt an der Unterarmaußenseite
Druckart: drücken und kreisen
Druckstärke: leicht
Druckdauer: ca. 1 Minute

Gallenblase 20 (Teich des Windes, fengchi)
Ort: Die beiden Punkte liegen unterhalb des knöchernen Schädels im Bereich des Hinterkopfes in einem Muskelwulst, der sich

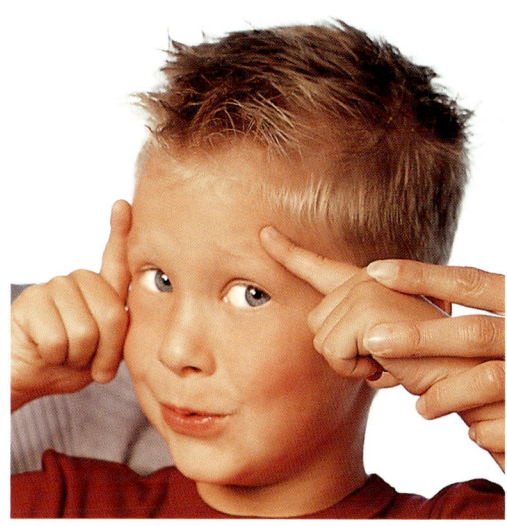

jeweils ca. 2 Querfinger von der Mittellinie entfernt befindet.
Druckart: Friktionieren (drücken und kreisen) Sie die Punkte mit beiden Daumen, die übrigen Finger stützen sich dabei am Kopf ab.
Druckstärke: sanft mit Gleitmittel
Druckdauer: ca. 1 Minute

Blase 10 (Säule des Himmels, tianzhu)
Ort: knapp 1 Querfinger unterhalb des knöchernen Schädels, 1 Querfinger von der Mittellinie entfernt
Druckart: drücken und kreisen
Druckstärke: leicht
Druckdauer: ca. 1 Minute

Beschwerden? Nein, danke. Ich helfe mir jetzt selbst.

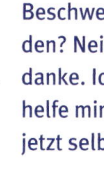

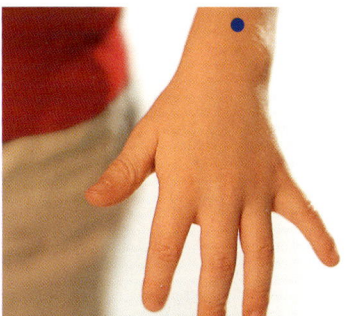

Dreifacher Erwärmer 5

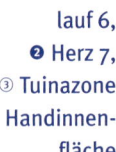

Schlafstörungen

Echte Schlafstörungen bei Kindern sind eher selten. Häufig liegt eine elterliche Fehleinschätzung des kindlichen Schlafverhaltens vor. Jedes Kind hat einen eigenen individuellen Schlafrhythmus, der z. B. mittels eines Schlaftagebuches herausgefunden werden muss. Entsprechend müssen die Zubettgehzeiten und Aufstehphasen angepasst werden. Besonders wichtig bei kleinen Kindern sind feste und immer wieder gleich ablaufende Zeremonien vor dem Schlafengehen, die Geborgenheit, Zuwendung und Einleitung des Schlafrituals vermitteln.
Der Schlafbedarf eines Kindes ist eine feste Größe. Langes Schlafen am Tage wird den Nachtschlafbedarf entsprechend herabsetzen. Die Akupressur kann zur Schlafstimulation, zur Beruhigung und zum Abbau von Ängsten sehr gut eingesetzt werden.

Akupressurpunkte

Herz 7 (Straße zur Heiterkeit, shenmen)
Ort: Auf der Innenseite des Handgelenks an der Beugefalte auf der Seite des Kleinfingers, in einer Vertiefung zwischen 2 fühlbaren Sehnen. Das Handgelenk sollte leicht gebeugt werden.
Druckart: drücken und kreisen
Druckstärke: sanft
Druckdauer: ca. 1 Minute auf jeder Seite

Kreislauf 6 (Inneres Passtor, neiguan)
Ort: ca. 3 Querfinger von der Handgelenksbeugeseite auf dem innenseitigen Unterarm, mittig zwischen 2 Sehnenverläufen
Druckart: drücken und kreisen

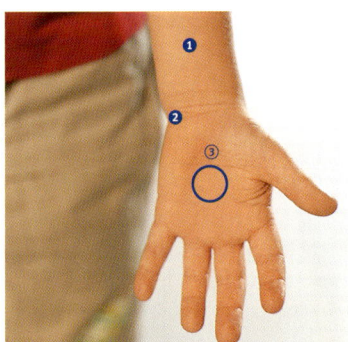

❶ Kreislauf 6,
❷ Herz 7,
③ Tuinazone Handinnenfläche

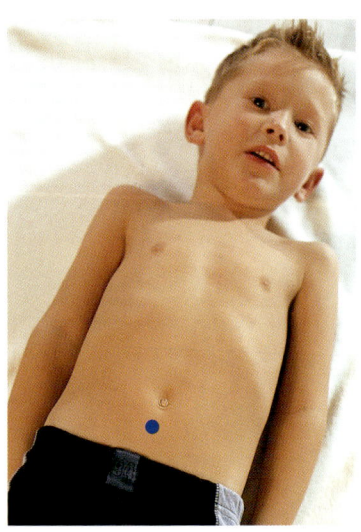

Konzeptionsgefäß 6

Druckstärke: leicht
Druckdauer: ca. 1 Minute

Konzeptionsgefäß 6 (Meer des Qi, qihai)
Ort: 2 Querfinger unterhalb des Bauchnabels
Druckart: drücken und kreisen
Druckstärke: kräftig
Druckdauer: ca. 1 Minute

Magen 36 (Dritter Weiler am Fluss, zusanli)
Ort: 3 Querfinger unterhalb der Kniescheibe (am besten tastbar bei gebeugtem Kniegelenk), 1 Querfinger Richtung Außenseite von der knöchernen Schienbeinkante entfernt
Druckart: drücken und kreisen
Druckstärke: kräftig
Druckdauer: ca. 1 Minute

Blase 62 (Ursprung der emporziehenden Yang-Leitbahn, shenmai)
Ort: unterhalb des Außenknöchels am Fuß
Druckart: drücken und kreisen
Druckstärke: leicht
Druckdauer: ca. 1 Minute

Tuinazone

Tuinazone Handinnenfläche
Ort: im Bereich der Handinnenfläche kreisförmig im Abstand von ca. 1 Querfinger von einem gedachten Mittelpunkt aus
Massageart: streichen
Massagestärke: leicht
Massagedauer: ca. 1 Minute

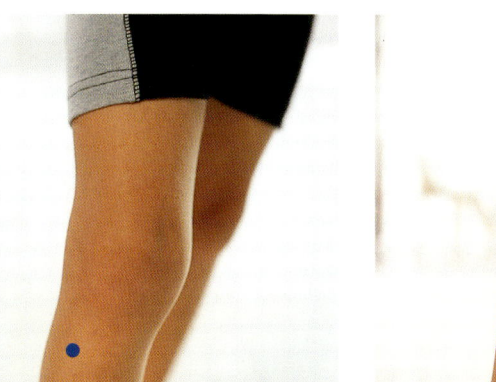

Magen 36

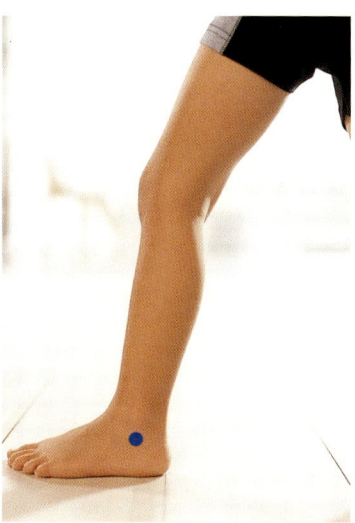

Blase 62

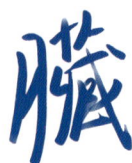

Schluckauf

Der Schluckauf wird durch un-kontrollierbare Kontraktionen des Zwerchfells ausgelöst. Die normale Koordination der Atmung ist gestört. Ursache kann eine Überreizung der das Zwerchfell versorgenden Nerven sein.

Kreislauf 6 (Inneres Passtor, neiguan)
Ort: ca. 3 Querfinger unterhalb der Handgelenksbeugefalte auf dem innenseitigen Unterarm, mittig zwischen zwei Sehnen
Druckart: drücken und kreisen
Druckstärke: leicht
Druckdauer: ca. 1 Minute

Stottern

Am Anfang der Sprachentwick-lung (um das 3. Lebensjahr) sind sich überschlagende Sätze mit Stottern und Holpern normal. Stottern ältere Kinder, liegt eine Störung vor, die Ausdruck inne-rer Konflikte sein kann.

Magen 36 (Dritter Weiler am Fluss, zusanli)
Ort: 3 Querfinger unterhalb der Kniescheibe (am besten tastbar bei gebeugtem Kniegelenk), 1 Querfinger Richtung Außen-seite von der knöchernen Schien-beinkante entfernt
Druckart: drücken und kreisen
Druckstärke: kräftig
Druckdauer: ca. 1 Minute

Zusätzliche beruhigende Punkte: Herz 7 (sie-he Seite 71) und Kreis-lauf 6 (siehe Schluckauf)

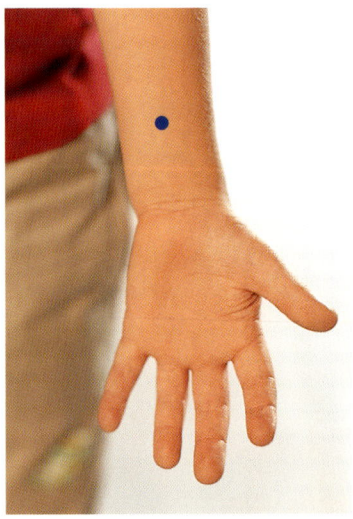

Kreislauf 6

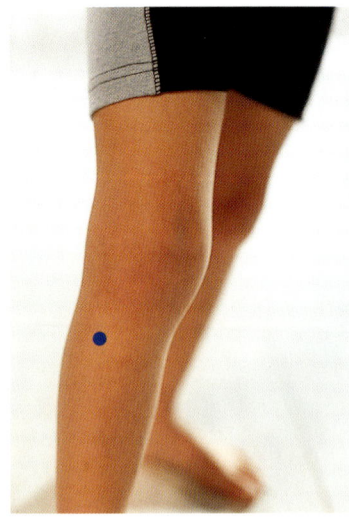

Magen 36

Konzeptionsgefäß 24 (Punkt, der Flüssigkeiten aufnimmt, cheng-jiang)
Ort: direkt unterhalb der Unterlippe in einer Vertiefung in der Mitte des Unterkiefers
Druckart: drücken und vibrationsartig kreisen
Druckstärke: leicht
Druckdauer: ca. 30 Sekunden

Lenkergefäß 14 (Punkt aller Strapazen, bailao)
Ort: Der Dornfortsatz des 7. Halswirbels befindet sich in etwa auf Schulterhöhe, dort wo ein Dornfortsatz besonders hervorsteht. Beugt sich das Kind leicht nach vorn, ist er deutlicher spürbar. Der Punkt liegt genau unterhalb dieses Dornfortsatzes.
Druckart: drücken und kreisen
Druckstärke: kräftig
Druckdauer: ca. 30 Sekunden

Dickdarm 4 (Vereinte Täler, hegu)
Ort: Erhöhung, die bei leicht an-

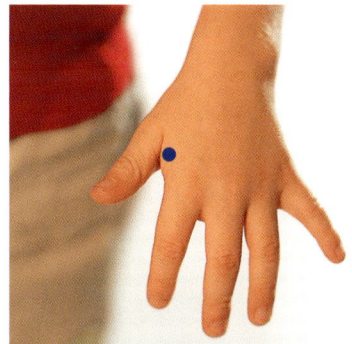

Dickdarm 4

einander gelegten Daumen und Zeigefinger am Ende der Daumen-Zeigefinger-Falte erscheint; zur Behandlung den Daumen etwas abspreizen und in Richtung Handfläche, vom Daumen weg, drücken
Druckart: drücken und kreisen
Druckstärke: leicht
Druckdauer: ca. 30 Sekunden

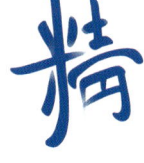

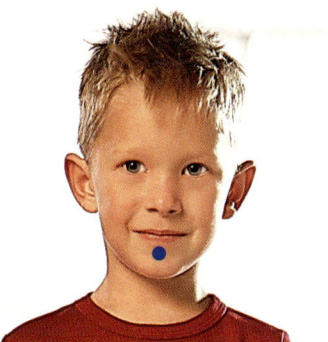

Konzeptionsgefäß 24

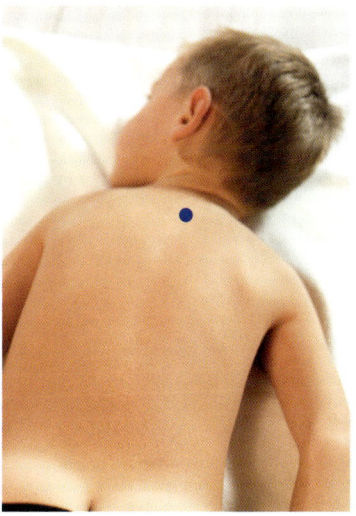

Lenkergefäß 14

Verstopfung

Stuhlgewohnheiten bei Kindern sind wie bei Erwachsenen sehr individuell. Erst bei fehlendem Stuhl über vier Tage spricht man von echter Verstopfung. Ausnahmen stellen gestillte Säuglinge dar. Zu den häufigsten Ursachen der Verstopfung zählt man falsche Ernährungsgewohnheiten mit zu wenig Ballaststoffen. Auch eine nicht ausreichende Trinkmenge kann zu Verstopfung führen. Ängste, emotionale Probleme, Überforderungen sind ein möglicher Grund. Eine Ritualisierung der Darmentleerung mit festen Zeiten ist empfehlenswert.

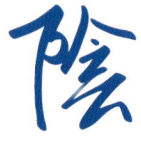

Akupressurpunkt bei Kindern unter 4 Jahren

Extrapunkte 13 (Die vier Fingergelenksspalten, sifeng)
Ort: an den zweiten Beugefalten von Zeige-, Mittel-, Ring- und kleinem Finger
Druckart: drücken und kreisen
Druckstärke: leicht
Druckdauer: jeweils ca. 15 Sekunden an jedem Punkt der rechten und linken Seite

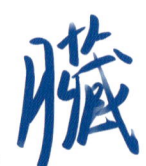

Akupressurpunkte bei Kindern über 4 Jahren

Dreifacher Erwärmer 6 (Der fliegende Tiger, feihu)
Ort: ca. 3 Querfinger von der Handgelenksbeugefalte entfernt an der Unterarmaußenseite
Druckart: drücken und kreisen
Druckstärke: leicht
Druckdauer: ca. 1 Minute auf jeder Seite

Magen 25 (Angel des Himmels, tianshu)
Ort: ca. 2 Querfinger rechts und links neben dem Bauchnabel
Druckart: drücken und kreisen
Druckstärke: leicht

① Tuinazone Handinnenfläche,
② Tuinazone Handaußenrand und Zeigefinger,
❸ Extrapunkte 13

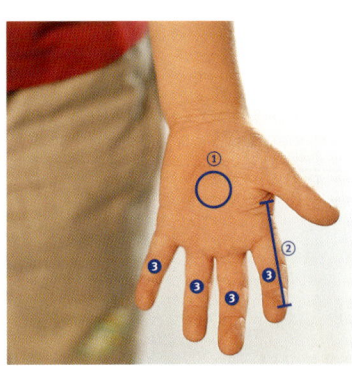

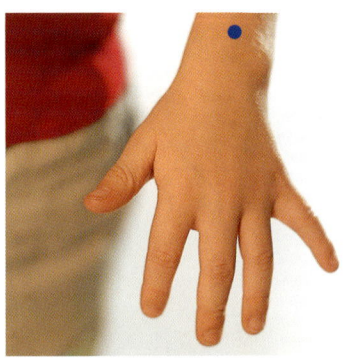

Dreifacher Erwärmer 6

Druckdauer: ca. 1 Minute auf jeder Seite

Gallenblase 34 (Quelle am sonnenbeschienenen Grabhügel, yanglingquan)
Ort: vor und leicht unterhalb des Wadenbeinköpfchens, zwischen Wadenbein und Schienbein
Druckart: drücken und kreisen
Druckstärke: leicht
Druckdauer: ca. 1 Minute auf jeder Seite

Tuinazonen bei Kindern über 4 Jahren

Tuinazone Bauchnabel
Ort: um den Nabel herum
Massageart: Reiben, mit der flachen Hand kreisförmig um den Nabel herum. Die Reibezone be-

findet sich in einem Abstand von ca. 2 Querfingern vom Nabel entfernt.
Massagestärke: leicht
Massagedauer: ca. 1 Minute

Tuinazone Steißbein
Ort: auf der Mittellinie des Steißbeins
Massageart: streichen, mit dem Mittel- oder Zeigefinger über das Kreuzbein bis hin zum Steißbein
Massagestärke: leicht
Massagedauer: ca. 1 Minute

Tuinazone Handaußenrand und Zeigefinger
Ort: Der daumenwärts gelegene Handaußenrand auf der Seite der Handinnenfläche. Weiter in Verlängerung des Zeigefingers im Bereich der Handinnenfläche,

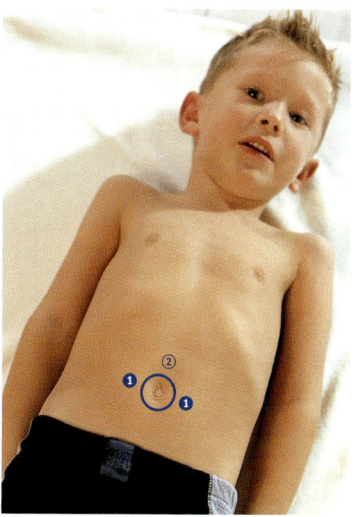

❶ Magen 25,
② Tuinazone Bauchnabel

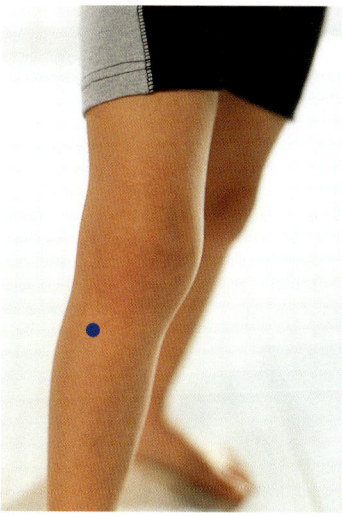

Gallenblase 34

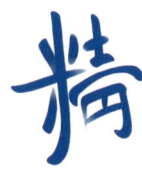

auf der Seite des Daumens.
Massageart: Streichen Sie mit
einem Finger die Zone entlang,
von der Handfläche zum Zeigefinger hin.
Massagestärke: leicht
Massagedauer: ca. 1 Minute

Tuinazone Handinnenfläche

Ort: im Bereich der Handinnenfläche kreisförmig im Abstand
von ca. 1 Querfinger von einem
gedachten Mittelpunkt aus
Massageart: streichen
Massagestärke: leicht
Massagedauer: ca. 1 Minute

Weinen bei Nacht

Bei Kindern unter sechs Monaten
besteht oft ein Zusammenhang
mit Dreimonatskoliken. Ältere
Kinder haben zumeist Ängste
oder sind überreizt. Daneben
können Hunger, Kälte, Zahn-
schmerzen, Ohrenschmerzen
oder anderes Unwohlsein der
Auslöser sein. Auch ein veränder-
tes Schlafverhalten mit plötzli-
chem Aufwachen kann zu spon-
tanem Weinen führen.

Akupressurpunkt

Magen 36 (Dritter Weiler am Fluss, zusanli)

Ort: 3 Querfinger unterhalb der
Kniescheibe (am besten tastbar
bei gebeugtem Kniegelenk),

Zusätzliche
wichtige
Allgemein-
punkte:
Herz 7 (sie-
he Seite 71)
und Kreis-
lauf 6 (siehe
Seite 108)

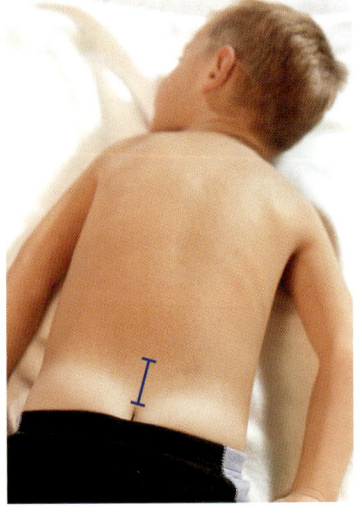
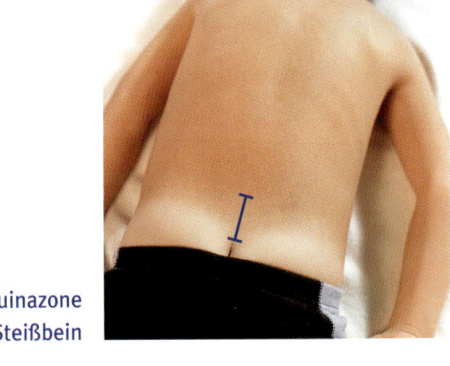

Tuinazone
Steißbein

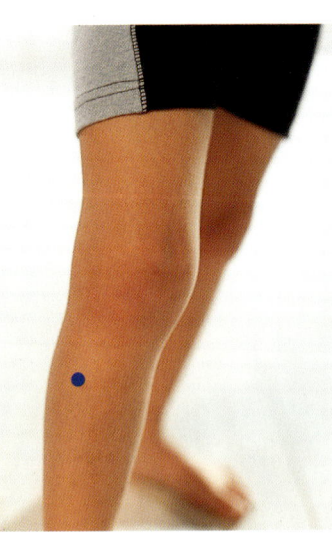

Magen 36

1 Querfinger Richtung Außenseite von der knöchernen Schienbeinkante entfernt
Druckart: drücken und vibrationsartig kreisen
Druckstärke: kräftig
Druckdauer: ca. 1 Minute

Tuinazonen

Tuinazone Innenseite des Unterarms

Ort: eine Mittellinie entlang des
Unterarms auf der Unterarm-
innenseite
Massageart: streichen, mit einem
oder zwei Fingern vom Handge-
lenk aus Richtung Ellenbogen
Massagestärke: leicht
Massagedauer: ca. 1 Minute

Tuinazone zwischen Daumen- und Kleinfingerballen

Ort: auf der Handgelenksinnen-
fläche ca. 1 Querfinger von der
Beugefalte entfernt, in der Mitte
zwischen Daumen- und Kleinfin-
gerballen
Massageart: drücken und kreisen
Massagestärke: leicht
Massagedauer: ca. 30 Sekunden

Tuinazone Bauchnabel

Ort: um den Nabel herum
Massageart: Reiben. Reiben Sie
mit der flachen Hand kreisförmig
um den Nabel herum. Die Reibezone befindet sich in einem Abstand von ca. 2 Querfingern vom
Nabel entfernt.
Massagestärke: leicht
Massagedauer: ca. 1 Minute

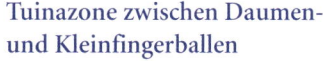

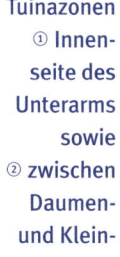

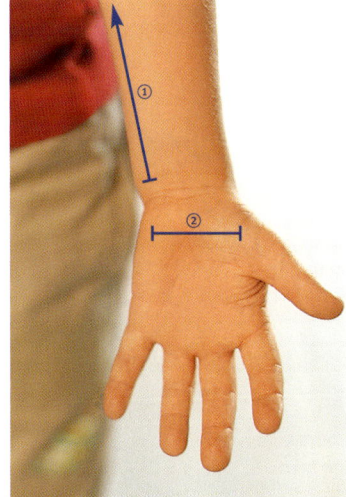

Tuinazonen
① Innen-
seite des
Unterarms
sowie
② zwischen
Daumen-
und Klein-
fingerballen

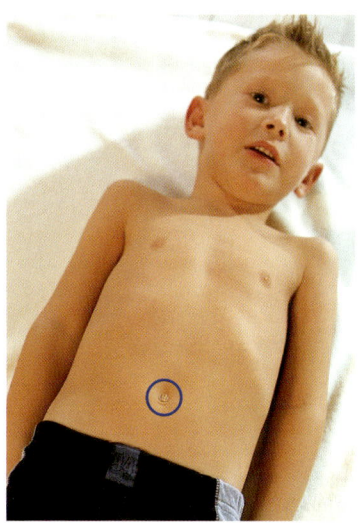

Tuinazone
Bauchnabel

Zahnen

Die Zahnentwicklung findet in der Regel zwischen dem 6. Monat und 3. Lebensjahr statt. Die Milchzähne durchstoßen das Zahnfleisch, was natürlicherweise mit Schmerzen, geringen Blutungen und kleinen Entzündungen verbunden sein kann. Weitere Symptome der Zahnung können Fieber, vermehrter Speichelfluss, Unruhe, Zahnfleischrötung und geschwollene Wangen sein.

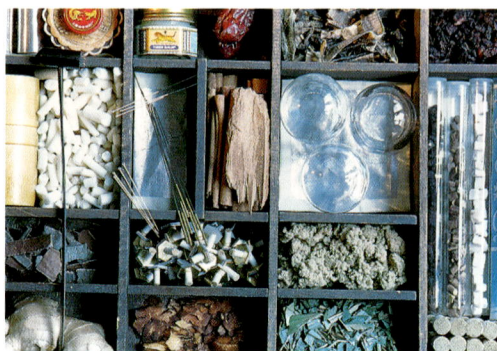

Dickdarm 4 (Vereinte Täler, hegu)
Ort: Erhöhung, die bei leicht aneinander gelegten Daumen und Zeigefinger am Ende der Daumen-Zeigefinger-Falte erscheint; zur Behandlung den Daumen etwas abspreizen und in Richtung Handfläche, vom Daumen weg, drücken
Druckart: drücken und kreisen
Druckstärke: leicht

Druckdauer: ca. 1 Minute

Dickdarm 11 (Gekrümmter Teich, quchi)
Ort: bei rechtwinklig gebeugtem Ellenbogen am äußeren Ende der Ellenbogenfalte
Druckart: drücken und kreisen
Druckstärke: leicht
Druckdauer: ca. 1 Minute

In der klassischen TCM werden bei vielen Beschwerden zusätzlich Kräuter und Gewürze verabreicht.

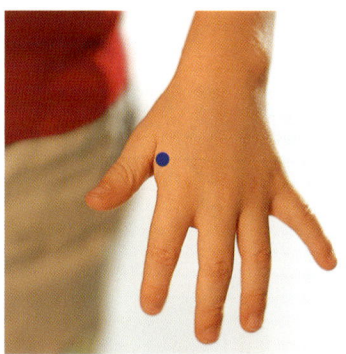

Dickdarm 4

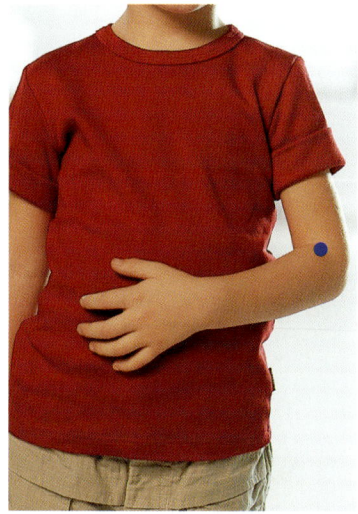

Dickdarm 11

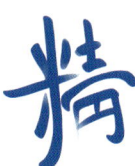

Schulprogramm der Chinesen

Dieses spezielle Programm hängt in vielen Schulen auf Plakaten aus und wird den Kindern in Wort und Bild anhand von Schautafeln erklärt. Es handelt sich um die Augenregion und soll helfen bei Augenermüdung, Abgespanntheit, Konzentrationsmangel, Kopfschmerzen, Erkältungskrankheiten, Nasennebenhöhlenbeschwerden. Es ist sinnvoll, Kindern ab etwa fünf Jahren dieses Programm beizubringen. Bei akuten Beschwerden sollten die Übungen täglich durchgeführt werden, zur Vorbeugung ist einmal wöchentlich ausreichend. Behandeln Sie die Punkte in der genannten Reihenfolge:

Punkt 1
Ort: unterhalb der Augenbraue, nasenwärts

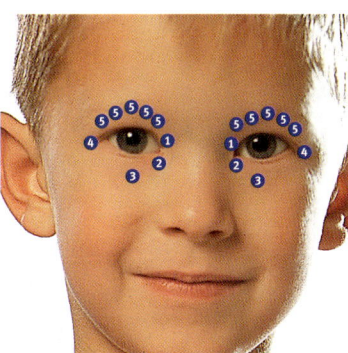

Chinesisches Schulprogramm

Druckart: kleine kreisende Bewegungen
Druckstärke: sanft
Druckdauer: ca. 1 Minute

Punkt 2
Ort: an der Nasenwurzel, neben dem inneren Augenwinkel
Druckart: kleine kreisende Bewegungen
Druckstärke: sanft
Druckdauer: ca. 1 Minute

Punkt 3
Ort: knapp 1 Querfinger unterhalb des Auges, auf einem knöchernen Vorsprung
Druckart: kleine kreisende Bewegungen
Druckstärke: sanft
Druckdauer: ca. 1 Minute

Punkt 4
Ort: ca. 1 Querfinger neben dem äußeren Ende des Auges, Richtung Ohr
Druckart: kleine kreisende Bewegungen
Druckstärke: sanft
Druckdauer: ca. 1 Minute

Punkt 5
Ort: entspricht 5 Punkten auf dem gut tastbaren äußeren Rand der Augenhöhle
Druckart: kleine kreisende Bewegungen
Druckstärke: sanft
Druckdauer: ca. 1 Minute

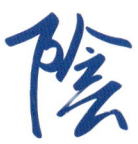

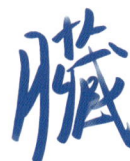

Erste Hilfe

Es gibt eine Reihe von sehr wirkungsvollen Akupressurpunkten,
die eine direkte Wirkung auf
das Nervensystem ausüben. An
erster Stelle aller Hilfsmaßnah-
men müssen bei lebensbedroh-
lichen Situationen natürlich le-
bensrettende Maßnahmen wie
Freihalten der Atemwege, stabile
Seitenlage oder Blutungsstillung
stehen. Nach Alarmierung des
Arztes oder der Rettungsdienste
kann die Akupressur eingesetzt
werden.

Nasenbluten

Häufig auftretendes oder sehr
starkes Nasenbluten muss vom
Arzt abgeklärt werden. Es kann
ein Symptom einer anderen All-
gemeinerkrankung sein. Lokale
Ursachen sind erweiterte oder
geplatzte Gefäße der Nasen-
schleimhaut.

Dickdarm 4 (Vereinte Täler, hegu)

Ort: Erhöhung, die bei leicht aneinander gelegten Daumen und
Zeigefinger am Ende der Daumen-Zeigefinger-Falte erscheint;
zur Behandlung den Daumen etwas abspreizen und in Richtung
Handfläche, vom Daumen weg,
drücken
Druckart: drücken und kreisen
Druckstärke: leicht
Druckdauer: ca. 1 Minute

Lenkergefäß 16 (Versammlungs-halle des Windes, fengfu)

Ort: Streichen Sie mit dem Finger vom Nacken aus in Richtung
knöchernem Hinterkopf. Sie werden etwas oberhalb der Haarlinie
mittig auf einen knöchernen Vorsprung treffen. Der Punkt liegt

Ebenfalls
hilfreich:
eine kalte
Kompresse
über den
Punkt Len-
kergefäß 16
legen

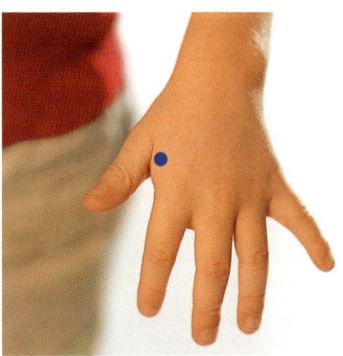

Dickdarm 4

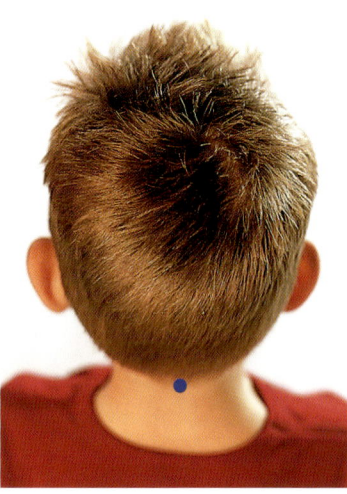

Lenker-
gefäß 16

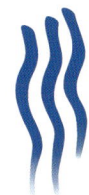

ca. 1 Querfinger unterhalb dieses Vorsprungs.
Druckart: Druckvibration
Druckstärke: kräftig
Druckdauer: ca. 1 Minute

Lenkergefäß 25 (Der König des Gesichts, suliao)
Ort: genau an der Nasenspitze
Druckart: Druckvibration
Druckstärke: kräftig
Druckdauer: ca. 1 Minute

Pseudokrupp

Dies ist in den meisten Fällen eine Viruserkrankung, die Kleinkinder befällt und zu Schwellungen im Bereich der oberen Luftwege führt. Neben allgemeinen Erkältungssymptomen kann es plötzlich zu starkem bellendem Husten und Atemnot kommen. Besteht deutliche Atemnot, sofort ärztliche Hilfe anfordern! Die Akupressurpunkte können eine wirkungsvolle Überbrückungs-

hilfe bis zum Eintreffen des Arztes darstellen. Sorgen Sie auf jeden Fall weiterhin für frische Luft, und lassen Sie Ihr Kind Wasserdampf inhalieren.

Akupressurpunkte

Konzeptionsgefäß 22 (Bresche des Himmels, tiantu)
Ort: mittig am oberen Ende des Brustbeins, Druckrichtung auf den Knochen, nicht in die Halsweichteile
Druckart: zart klopfen
Druckstärke: kräftig
Druckdauer: ca. 50-mal

Dickdarm 4 (Vereinte Täler, hegu)
Ort: Erhöhung, die bei leicht aneinander gelegten Daumen und Zeigefinger am Ende der Daumen-Zeigefinger-Falte erscheint; zur Behandlung den Daumen etwas abspreizen und in Richtung Handfläche, vom Daumen weg, drücken
Druckart: drücken und kreisen
Druckstärke: leicht
Druckdauer: ca. 1 Minute

Tuinazone

Tuinazone oberes Schulterblatt
Ort: Zwischen den oberen zwei Dritteln des Schulterblattes und der Wirbelsäule. Massieren Sie mehrere Querfinger über das

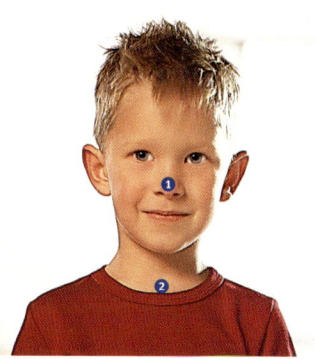

❶ Lenkergefäß 25,
❷ Konzeptionsgefäß 22

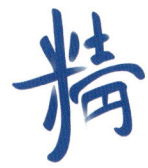

Schulterblatt hinaus.
Massageart: reiben mit den Fingerkuppen mehrerer Finger rechts und links gleichzeitig, in Längsrichtung auf und ab
Massagestärke: kräftig
Massagedauer: ca. 1 Minute

Schock

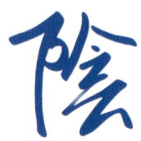

Den Notfallpunkt Lenkergefäß 26 sollte man bei allen Notfällen wie Schock, Bewusstlosigkeit, Kreislaufkollaps, Fieberkrämpfen oder Anfallsleiden anwenden.

Lenkergefäß 26 (Wassergraben, renzhong)
Ort: zwischen Nase und Oberlippe, etwas oberhalb auf halber Strecke
Druckart: Druckvibration

Druckstärke: leicht bis sehr kräftig, bei starkem Schock mit Fingernagel oder dem Rand einer Münze
Druckdauer: ca. 1 Minute oder länger

Kreislauf 9 (Die mittlere große Straße, zhongchong)
Ort: Der Punkt liegt in der Mitte der Fingerkuppe, unterhalb des Fingernagels des Mittelfingers.
Druckart: Druckvibration
Druckstärke: leicht bis sehr kräftig, bei starkem Schock mit Fingernagel oder dem Rand einer Münze

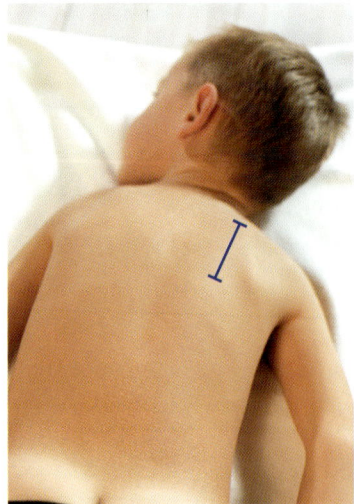

Tuinazone oberes Schulterblatt

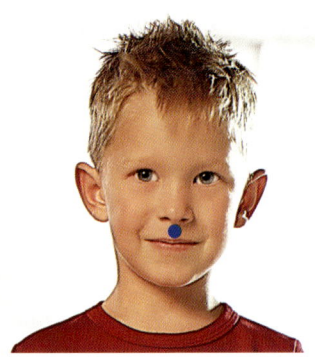

Lenkergefäß 26

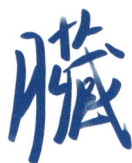

Druckdauer: ca. 1 Minute oder länger

Schmerzende Hautverletzungen

Verletzungen, Schnittwunden, Hautabschürfungen kommen bei Kindern häufig vor. Eingedrungene Fremdkörper sollten immer entfernt werden. Wunden müssen gesäubert (mit klarem Wasser oder einem leichten Desinfektionsmittel) und eventuell desinfiziert werden.
Achten Sie darauf, dass Ihr Kind gegen Tetanus geimpft ist. Bei tiefen oder stark verschmutzten Wunden sollten Sie einen Arzt aufsuchen.

Dickdarm 4 (Vereinte Täler, hegu)
Ort: Erhöhung, die bei leicht aneinander gelegten Daumen und Zeigefinger am Ende der Daumen-Zeigefinger-Falte erscheint;

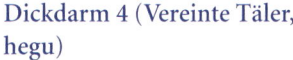

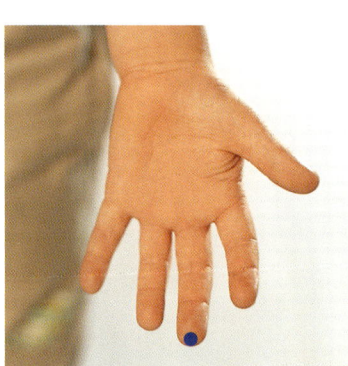

Kreislauf 9

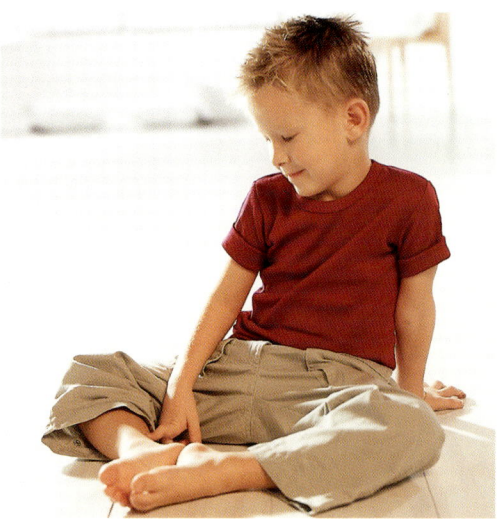

zur Behandlung den Daumen etwas abspreizen und in Richtung Handfläche, vom Daumen weg, drücken
Druckart: drücken und kreisen
Druckstärke: leicht
Druckdauer: ca. 1 Minute

Lenkergefäß 26 (Wassergraben, renzhong)
Ort: zwischen Nase und Oberlippe, etwas oberhalb auf halber Strecke
Druckart: Druckvibration
Druckstärke: leicht bis sehr kräftig, bei starkem Schock mit Fingernagel oder dem Rand einer Münze
Druckdauer: ca. 1 Minute

Einmal vertraut mit der Technik können sich Kinder bei leichteren Beschwerden gut selbst akupressieren.

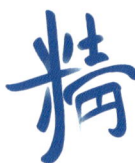

Die Vorbeuge-programme

Vorbeugeprogramme nehmen innerhalb der chinesischen Medizin einen hohen Stellenwert ein. Die Akupressur besitzt eine Vielzahl von wirkungsvollen Punktkombinationen, die Krankheiten verhindern oder psychische und emotionale Komponenten stärken können. Es hat sich bewährt, Kinder regelmäßig zur Durchführung von Vorbeugeprogrammen zu animieren. Diese Programme können täglich oder wöchentlich durchgeführt werden. Therapiepausen sind im Gegensatz zu akuten oder chronischen Erkrankungen nicht erforderlich.

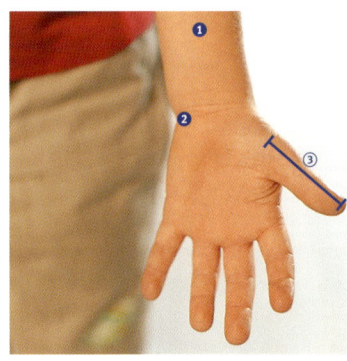

❶ Kreislauf 6,
❷ Herz 7,
③ Tuinazone Daumenaußenrand

Kreislauf 6 (Inneres Passtor, neiguan)

Ort: ca. 3 Querfinger unterhalb der Handgelenksbeugefalte auf dem innenseitigen Unterarm, mittig zwischen zwei Sehnen
Druckart: drücken und kreisen
Druckstärke: leicht
Druckdauer: ca. 30 Sekunden

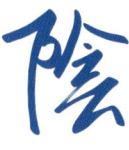

Ruhe und Ausgeglichenheit

Herz 7 (Straße zur Heiterkeit, shenmen)

Ort: Innenseite des Handgelenks an der Beugefalte auf der Seite des kleinen Fingers, in einer Vertiefung zwischen zwei fühlbaren Sehnen. Das Handgelenk sollte leicht gebeugt werden.
Druckart: drücken und kreisen
Druckstärke: sanft
Druckdauer: ca. 1 Minute auf jeder Seite

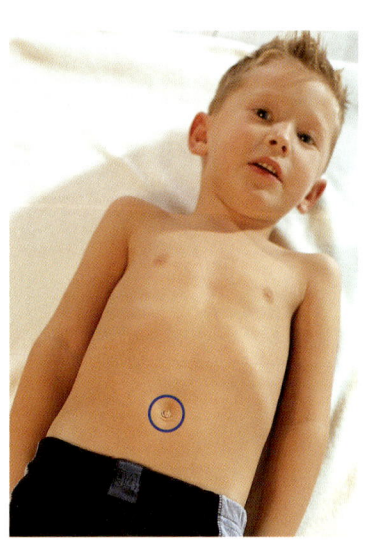

Tuinazone Bauchnabel

Stärkung der allgemeinen Gesundheit

Dieses Programm dient der Vorbeugung gegen Krankheit und soll gesundheitsfördernde Energien im Körper stärken. Die Punkte kann man jeden zweiten oder dritten Tag behandeln. Diese Behandlung kann nur von den Eltern ausgeführt werden.

Tuinazonen

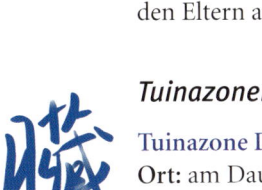

Tuinazone Daumenaußenrand

Ort: am Daumen, im Bereich der Handinnenfläche an der Außenseite
Massageart: Streichen Sie an der Daumenaußenseite von der Daumenspitze bis zum Daumenende.

Massagestärke: leicht
Massagedauer: ca. 1 Minute

Tuinazone Bauchnabel

Ort: um den Bauchnabel herum
Massageart: streichen, kreisförmig mit der flachen Hand um den Bauchnabel herum
Massagestärke: leicht
Massagedauer: 3- bis 5-mal

Tuinazone ganzer Rücken

Ort: rechts und links neben der Wirbelsäule
Massageart: Schieben Sie mit den beiden Daumen eine Falte in Richtung der vorauslaufenden Finger.
Massagestärke: leicht
Massagedauer: 3 bis 5 Faltenschiebungen

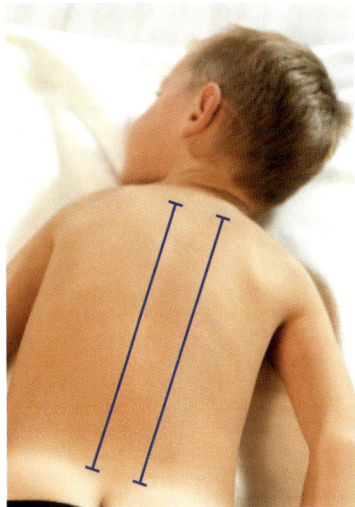

Tuinazone ganzer Rücken

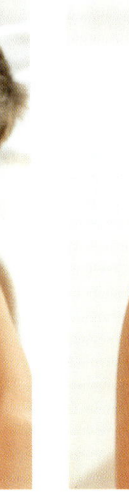

Magen 36

Akupressurpunkt

Magen 36 (Dritter Weiler am Fluss, zusanli)
Ort: 3 Querfinger unterhalb der Kniescheibe (am besten tastbar bei gebeugtem Kniegelenk), 1 Querfinger Richtung Außenseite von der knöchernen Schienbeinkante entfernt
Druckart: drücken und vibrationsartig kreisen
Druckstärke: kräftig
Druckdauer: ca. 1 Minute

Stärkung der Konstitution

Bei zarten Kindern kann die Nierenenergie schwach ausgeprägt sein. Eine Haltungsschwäche und eine mangelhaft ausgeprägte Muskulatur kann einen Mangel an Nierenenergie anzeigen. Auch Einnässen, Antriebsschwäche oder fehlende Aktivität gehören zu den Nierenmangelsyndromen.

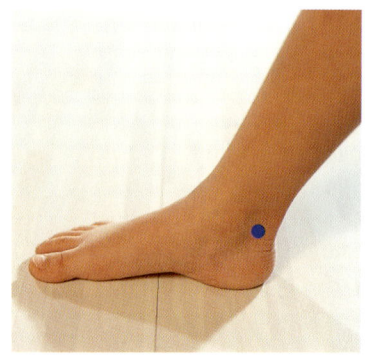

Niere 3

Niere 1 (Die emporsprudelnde Quelle, yongquan)
Ort: in einer Vertiefung vor dem Vorfußballen, ungefähr in der Mitte der Fußsohle
Druckart: drücken und kreisen
Druckstärke: stark
Druckdauer: ca. 1 Minute

Niere 3 (Mächtiger Wasserlauf, taixi)
Ort: in der Mitte zwischen der höchsten Stelle des Innenknöchels und der Achillessehne
Druckart: drücken und kreisen

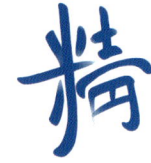

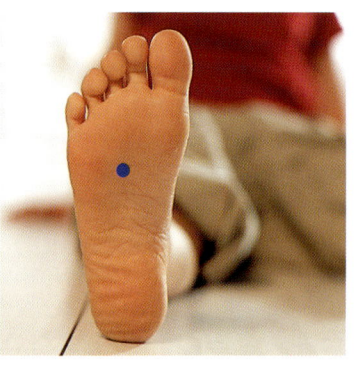

Niere 1

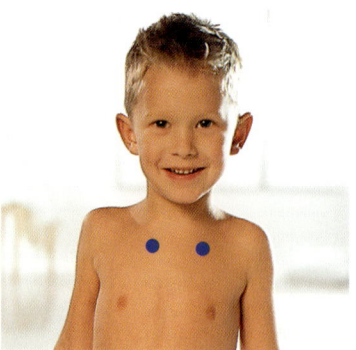

Niere 27

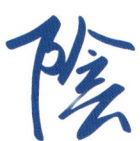

Druckstärke: leicht
Druckdauer: ca. 1 Minute

Niere 27 (Versammlungshalle der Einflussnahme, shufu)
Ort: in einer Weichteilvertiefung unterhalb des Schlüsselbeines und neben dem Brustbein
Druckart: drücken und kreisen
Druckstärke: leicht
Druckdauer: ca. 1 Minute

Förderung der Konzentration

Akupressurpunkt

Magen 36 (Dritter Weiler am Fluss, zusanli)
Ort: 3 Querfinger unterhalb der Kniescheibe (am besten tastbar bei gebeugtem Kniegelenk), 1 Querfinger Richtung Außenseite von der knöchernen Schienbeinkante entfernt
Druckart: drücken und vibrationsartig kreisen
Druckstärke: kräftig
Druckdauer: ca. 1 Minute

Tuinazone

Tuinazone shendao (Lenkergefäß 11)
Ort: im Bereich der unteren Hälfte der Schulterblätter
Massageart: mit der Handfläche großflächig reiben, kreisförmig

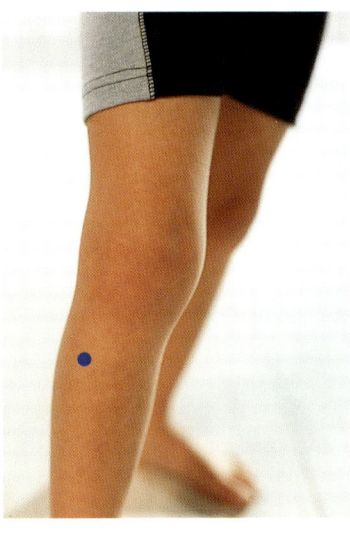

Magen 36

im Uhrzeigersinn
Massagestärke: leicht
Massagedauer: ca. 1 Minute

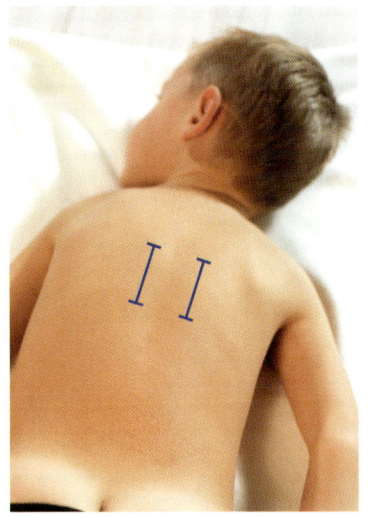

Tuinazone shendao

Zum Nachschlagen

Adressen, die weiterhelfen

● Dr. Siegbert Tempelhof
Revital-Therapiezentrum
Dornierstr. 2
86343 Königsbrunn
Tel.: 0700/67836728
www.dr-tempelhof.de;
dr-tempelhof@t-online.de

● Deutsche Akademie für
Akupunktur und Aurikulo-
medizin e.V. (DAA)
Feinhalsstr. 8
81247 München
www.akupunktur-arzt.de

● Europäische Akademie für
Akupunktur e.V. (EAA)
Oselstr. 25
81245 München
www.chinesische-
akupunktur.de

● Akupunktur und TCM-
Gesellschaft in China weiter-
gebildeter Ärzte e.V.
Mozartstr. 16
65462 Gustavsburg

● Deutsche Ärztegesellschaft
für Akupunktur e.V.
Würmtalstr. 54
81375 München

● Societas Medicinae Sinen-
sis/Internationale Gesellschaft
für Chinesische Medizin
Franz-Joseph-Str. 38
80801 München

● TCM-Klinik Kötzting
Ludwigstr. 2
93444 Kötzting

● Österreichische Gesellschaft
für kontrollierte Akupunktur
Kreuzgasse 21
A-8010 Graz

● Schweizerische Ärztegesellschaft für Aurikulomedizin
und Akupunktur
Postfach 176,
CH-8575 Bürglen

Bücher, die weiterhelfen

● Bahr, Frank R.: *Akupressur.*
Mosaik Verlag, München.

● Changye, Luan: *Infantile
Tuina Therapy.* Foreign Lan-
guage Press, Beijing.

● Fan Ya-li: *Chinesische Heilmassage für Kinder.* Ansata,
Interlaken.

● Foen Tjoeng Lie, Skopek,
Heidemarie: *Chinesische Heil-
behandlung.* Verlag Wilhelm
Maudrich, Wien.

● Hempen, Carl-Herrmann:
Taschenatlas Akupunktur.
Thieme Verlag, Stuttgart.

● Largo, Remo: *Babyjahre.*
Piper Verlag, München.

● Largo, Remo: *Kinderjahre.*
Piper Verlag, München.

● Li Jinxue, Wie Yuanping: *Die
Tuina-Behandlung.* Dr. Erich
Wühr Verlag, Kötzting.

● Meng, Alexander: *Lehrbuch
der Tuina-Therapie.* Haug Verlag, Heidelberg.

● Porkert, Manfred: *Die theoretischen Grundlagen der chinesischen Medizin.* Chinese
Medicine Publications, Basel.

● Tenk, Hermine: *Punktmas-
sage für Erste Hilfe und Ener-
gieausgleich.* Verlag Wilhelm
Maudrich, Wien.

● Unschuld, Paul U.: *Medizin
in China.* C. H. Beck Verlag,
München.

Bücher aus dem Gräfe und Unzer Verlag, München:

● Hofmann, Dagmar und Ulrich: *Erste Hilfe bei Kindern.*

● Johnen, Wilhelm: *Muskelentspannung nach Jacobson.*

● Keudel, Helmut: *Kinderkrankheiten.*

● Koneberg, Ludwig, Förder, Gabriele: *Kinesiologie für Kinder.*

● Schutt, Karin: *Massagen – Wohltat für Körper und Seele.*

● Stellmann, Michael: *Kinderkrankheiten natürlich behandeln.*

● Stumpf, Werner: *Homöopathie für Kinder.*

● Tempelhof, Siegbert: *Osteopathie.*

● Wagner, Franz: *Akupressur.*

● Wagner, Franz: *Reflexzonen-Massage.*

Sachregister

Die halbfett gesetzten Seitenzahlen verweisen auf Farbfotos oder Zeichnungen.

Wichtiger Hinweis

Die in diesem Buch wiedergegebene Auffassung der Autoren weicht teilweise von schulmedizinischer und wissenschaftlicher Auffassung ab. Auch innerhalb der Expertenkreise für Traditionelle Chinesische Medizin gibt es unterschiedliche Lehrmeinungen über Diagnose und Therapie von bestimmten Krankheitsbildern. Jeder Leser ist aufgefordert, in eigener Verantwortung zu entscheiden, ob und inwieweit das in diesem Buch dargestellte Heil- und Behandlungsverfahren der Akupressur eine Alternative oder Ergänzung zu anderen Verfahren darstellt. Jeder Patient muss sich über die Grenzen von Eigenbehandlungen im Klaren sein. Bestimmte Diagnosen und Therapien dürfen nur von Ärzten oder Heilpraktikern ausgeführt werden. In komplizierten Fällen sollte ein Experte für Akupunktur/Akupressur aufgesucht werden. Bei schweren oder unklaren Erkrankungen sollte man keine Zeit mit Eigenversuchen verlieren, in Zweifelsfällen ist immer der Arzt oder Heilpraktiker zu befragen.

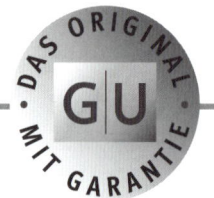

Das Original mit Garantie

Ihre Meinung ist uns wichtig. Deshalb möchten wir Ihre Kritik, gerne aber auch Ihr Lob erfahren, um als führender Ratgeberverlag für Sie noch besser zu werden. Darum: Schreiben Sie uns! Wir freuen uns auf Ihre Post und wünschen Ihnen viel Spaß mit Ihrem GU-Ratgeber.

Unsere Garantie: Sollte ein GU-Ratgeber einmal einen Fehler enthalten, schicken Sie uns bitte das Buch mit einem kleinen Hinweis und der Quittung innerhalb von sechs Monaten nach dem Kauf zurück. Wir tauschen Ihnen den GU-Ratgeber gegen einen anderen zum gleichen oder ähnlichen Thema um.

Ihr Gräfe und Unzer Verlag Redaktion Gesundheit Postfach 86 03 25 81630 München Fax: 0 89/4 19 81-1 13 E-Mail: leserservice@ graefe-und-unzer.de

Impressum

© 2002 Gräfe und Unzer Verlag GmbH, München

Alle Rechte vorbehalten. Nachdruck, auch auszugsweise, sowie Verbreitung durch Film, Funk, Fernsehen und Internet, durch fotomechanische Wiedergabe, Tonträger und Datenverarbeitungssysteme jeder Art nur mit schriftlicher Genehmigung des Verlages.

Redaktionsleitung
Doris Birk
Redaktion
Barbara Fellenberg
Lektorat
Angelika Lang

Fotoproduktion
Antje Anders, München
Weitere Fotos
GU-Archiv Seite 9 (Studio Schmitz), 16 (M. Jahreiß), 40 (A. Peisl)
Focus Seite 12 (U. Kluyer)
Claus Hansmann Seite 22
Jahreszeiten-Verlag Seite 17 (J. Caspersen)

Jump Seite 14, 24, 50, 101, 114 (A. Falck), 25 (K. Vey)
Superstock Seite 37
The Stock Market Seite 30/31, 35 (N. Schäfer)
Zefa Seite 6/7 (M. Ertman), 27 (Hirdes), 33 (G. Baden)
Illustrationen
Medical Art Service, München

Umschlaggestaltung
independent Medien-Design
Innenlayout
Heinz Kraxenberger
Herstellung
Petra Roth
Satz
Johannes Kojer, München
Lithos
Repro Ludwig, Zell am See
Druck
Appl, Wemding
Bindung
Sellier, Freising

ISBN: 3-7742-4928-8

Auflage	4.	3.	2.	1.
Jahr	05	04	03	2002

Umwelthinweis

Dieses Buch wurde auf chlorfrei gebleichtem Papier gedruckt. Um Rohstoffe zu sparen, haben wir auf Folienverpackung verzichtet.

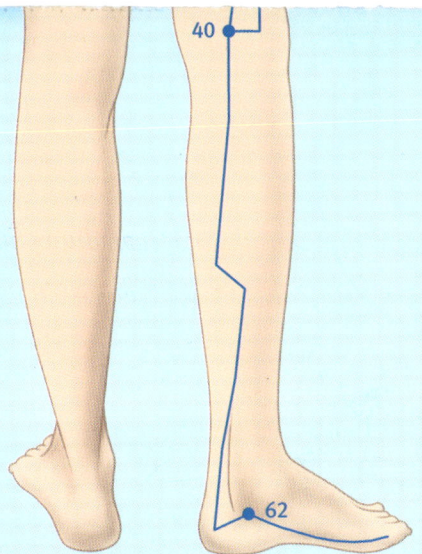

➤ **Lenkergefäß**
➤ **Blasen-Meridian**
➤ **Dünndarm-Meridian**

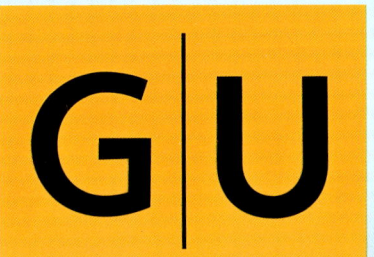

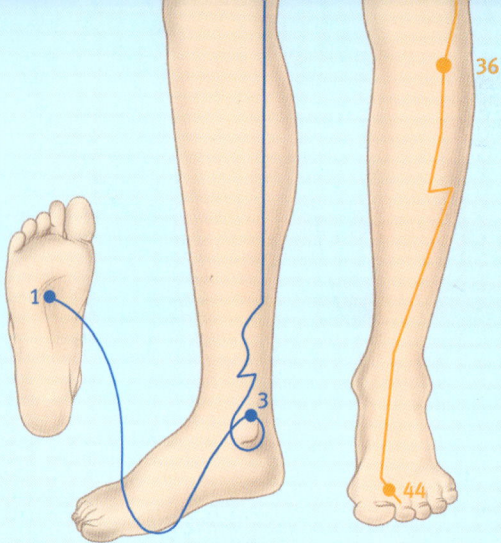

➤ **Herz-Meridian**
➤ **Dickdarm-Meridian**
➤ **Magen-Meridian**
➤ **Nieren-Meridian**

essurpunkte

Erwärmer, Gallenblase, Leber finden sich jeweils auf der rechten und linken Körperseite, hinzu kommen das **Lenker- und Konzeptionsgefäß** in der Mitte des Körpers. Das Drücken eines Akupressurpunktes ruft ganz bestimmte Körper- reaktionen hervor.